Orthopädisches Forschungsinstitut (OFI) [Hrsg.]
Münsteraner Sachverständigengespräche

ORTHOPÄDISCHES FORSCHUNGSINSTITUT (OFI) [Hrsg.]

Münsteraner Sachverständigengespräche

Beurteilung und Begutachtung von Gelenkschäden

Mit Beiträgen von
E. Brug, W. H. M. Castro, E.-C. Foerster,
C. Götze, M. F. Hein, U. Joosten, I. Mazzotti,
R. Meffert, W. Pötzl, H. Rieger, K.-H. Schmidt,
F. Schröter, J. Steinbeck, D. Wetterkamp,
K. A. Witt

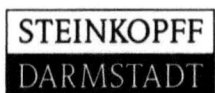
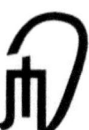

Orthopädisches Forschungsinstitut (OFI)
Düsseldorf und Münster

p/a Hafenstr. 3–5, 48153 Münster

ISBN 978-3-642-87573-1 ISBN 978-3-642-87572-4 (eBook)
DOI 10.1007/978-3-642-87572-4

Die Deutsche Bibliothek – CIP-Einheitsaufnahme
Ein Titeldatensatz für diese Publikation
ist bei Der Deutschen Bibliothek erhältlich

Dieses Werk ist urheberrechtlich geschützt. Die dadurch begründeten Rechte, insbesondere die der Übersetzung, des Nachdrucks, des Vortrags, der Entnahme von Abbildungen und Tabellen, der Funksendung, der Mikroverfilmung oder der Vervielfältigung auf anderen Wegen und der Speicherung in Datenverarbeitungsanlagen, bleiben, auch bei nur auszugsweiser Verwertung, vorbehalten. Eine Vervielfältigung dieses Werkes oder von Teilen dieses Werkes ist auch im Einzelfall nur in den Grenzen der gesetzlichen Bestimmungen des Urheberrechtsgesetzes der Bundesrepublik Deutschland vom 9. September 1965 in der jeweils geltenden Fassung zulässig. Sie ist grundsätzlich vergütungspflichtig. Zuwiderhandlungen unterliegen den Strafbestimmungen des Urheberrechtsgesetzes.

Steinkopff Verlag Darmstadt
ein Unternehmen der BertelsmannSpringer Science+Business Media GmbH
http://www.steinkopff.springer.de

© Steinkopff Verlag Darmstadt, 2001
Softcover reprint of the hardcover 1st edition 2001

Die Wiedergabe von Gebrauchsnamen, Handelsnamen, Warenbezeichnungen usw. in diesem Werk berechtigt auch ohne besondere Kennzeichnung nicht zu der Annahme, dass solche Namen im Sinne der Warenzeichen- und Markenschutz-Gesetzgebung als frei zu betrachten wären und daher von jedermann benutzt werden dürften.

Produkthaftung: Für Angaben über Dosierungsanweisungen und Applikationsformen kann vom Verlag keine Gewähr übernommen werden. Derartige Angaben müssen vom jeweiligen Anwender im Einzelfall anhand anderer Literaturstellen auf ihre Richtigkeit überprüft werden.

Umschlaggestaltung: Erich Kirchner, Heidelberg
Herstellung: Klemens Schwind
Satz: K+V Fotosatz GmbH, Beerfelden

SPIN 10783367   105/7231-5 4 3 2 1 0 – Gedruckt auf säurefreiem Papier

Vorwort

Trotz zahlreicher Publikationen zur Begutachtung der Bewegungsorgane scheint es für viele brisante Themen bislang keine einheitliche Meinung zu geben, insbesondere keine, die den Anspruch erheben könnte, auf wissenschaftlich fundierten Erkenntnissen zu beruhen. Das erste Münsteraner Sachverständigen-Gespräch im April 2000 wurde deshalb zum Anlass genommen, eine Standortbestimmung zur Begutachtung und Beurteilung von Gelenkschäden vorzunehmen, nicht zuletzt auch, um von Seiten der Sachverständigen zur „Dekade der Knochen und Gelenke" beizutragen. Auch die jährlich folgenden Münsteraner Sachverständigen-Gespräche werden mit der Zielsetzung durchgeführt, unter Würdigung wissenschaftlich erwiesener Erkenntnisse statt hypothetischer Meinungen die Begutachtung in der Orthopädie und ihren Grenzgebieten voranzubringen.

Anlässlich des ersten Münsteraner Sachverständigen-Gespräches wurden häufige Verletzungen/Erkrankungsbilder der großen Extremitätengelenke aus gutachterlicher Sicht, d.h. mit Augenmerk auf Kausalität, Schadensbild und Spätfolgen, diskutiert. Zielsetzung dieser wie auch künftiger Sachverständigen-Gespräche ist es, nach kritischer Auswertung der Literatur gegebenenfalls einen Konsens zu finden und Empfehlungen für die Begutachtung auszusprechen. Ein hochgestecktes Ziel, welches nicht für jeden Themenkomplex erreicht werden konnte, da trotz der großen Zahl an Literaturmitteilungen und reger Diskussion Fragen offen bleiben, die unseres Erachtens als Anreiz für weitere wissenschaftliche Untersuchungen angesehen werden sollten.

Diesbezüglich stellt die Frage nach der Kausalität von Weichteilveränderungen im Bereich der Gelenke geradezu ein Musterbeispiel dar: Die Abgrenzung von traumatischer versus degenerativer Genese ist insbesondere bei Sehnen-, Bänder-, Knorpel- und Meniskusläsionen insofern schwierig, als dass diese Gewebe ohnehin aufgrund degenerativer Abläufe Strukturunterbrechungen aufweisen können und daher die Wertigkeit eines Traumas in der Vorgeschichte nicht eindeutig ist. Hinsichtlich dieser Problematik werden der Rotatorenmanschettenschaden, die instabile Schulter einschließlich SLAP-Läsion, der isolierte traumatische Meniskusriss, die Kreuzbandverletzung, aber auch die Osteochondrosis dissecans diskutiert.

Bei knöchernen Verletzungen steht dagegen die Frage nach der Ursache im Hintergrund. Schulter-, Hand- und Sprunggelenksfrakturen werden deshalb vorrangig mit Augenmerk auf Klassifikation und mögliche Folgen im Sinne der Minderung der Leistungsfähigkeit analysiert, während auf diese Gesichtspunkte zugunsten anderer Überlegungen in den erstgenannten Kapiteln zum Teil verzichtet wurde.

Im Bereich des Hüftgelenkes erschien es uns wichtig, auf die Kriterien bei der Beurteilung der Hüftkopfnekrose einzugehen, da in der täglichen gutachterlichen Praxis hierzu in der Regel wenig aufschlussreiche Informationen vorliegen.

Um auch den Spätfolgen von Verletzungen der Bewegungsorgane Rechnung zu tragen – in Diskussionen und Publikationen im Rahmen der Begutachtung häufig vernachlässigt – werden die Algodystrophie, die frühzeitige posttraumatische Arthrose und Thrombosen/Lungenembolie ergänzend besprochen.

Um auf die Gegebenheiten und Besonderheiten der einzelnen Themen eingehen zu können, musste auf eine einheitliche und schemenhafte Abhandlung und Gliederung der Beiträge verzichtet werden.

Die Sachverständigengespräche leben auch von der Diskussion während der Kongressveranstaltung. Ein wesentlicher Punkt zur Förderung des Dialoges zwischen Referenten und Kollegen, die sich täglich mit diesen Problemen auseinandersetzen. Die wichtigsten Fragen und Antworten sind in diesem Buch mit aufgenommen.

Dem Herausgeber ist durchaus bewusst, dass es sich bei den Mitteilungen der Autoren nicht um Dogmen handelt, sondern um den Kenntnisstand aus wissenschaftlich gesicherten Daten zu Beginn des neuen Jahrtausends, eine Standortbestimmung, die hoffentlich durch weitere wissenschaftliche Anstrengungen in den nächsten Jahren ergänzt werden wird.

Münster, im März 2001   W. H. M. CASTRO
                                                 M. F. HEIN
                                                 I. MAZZOTTI

Inhaltsverzeichnis

Die obere Extremität

1. Der Rotatorenmanschettenschaden
   – Hypothese vs. Beweis 3
   M. F. Hein

2. Die instabile Schulter und ihre Begleitverletzungen
   – SLAP-Läsion, Hill-Sachs-Delle, Bankart-Läsion 16
   J. Steinbeck, W. Pötzl

3. Auswirkungen von Frakturen am Schultergelenk
   auf die Funktionsfähigkeit der Schulter
   bzw. der oberen Extremität 27
   D. Wetterkamp, H. Rieger

4. Auswirkung von Frakturen am Handgelenk
   auf die Funktionsfähigkeit der Hand 39
   H. Rieger, D. Wetterkamp, K.-H. Schmidt,
   U. Joosten

Die untere Extremität

5. Die Hüftkopfnekrose nach Unfällen am Hüftgelenk
   – Was ist die Konsequenz? 53
   C. Götze

6. Gibt es den isolierten traumatischen Meniskusriss? 64
   I. Mazzotti

7. Die Beurteilung und Begutachtung von Kreuz-/Seitenband-
   verletzungen des Kniegelenks 76
   W. Pötzl, J. Steinbeck

8. Die Osteochondrosis dissecans am Knie- und Sprunggelenk
   – traumatisch oder anlagebedingt? 89
   K. A. Witt, J. Steinbeck

9. Auswirkung von Frakturen am Sprunggelenk
   auf die Funktionsfähigkeit des Sprunggelenkes 97
   R. Meffert, E. Brug

Komplikationen nach Gelenkschäden

10. Die Algodystrophie (M. Sudeck) 113
    W. H. M. Castro

11. Die frühzeitige posttraumatische Arthrose 119
    F. Schröter

12. Thrombose und Lungenembolie – Konsequenzen
    für die orthopädisch/unfallchirurgische Begutachtung 133
    E. Foerster

Sachverzeichnis 147

Autorenverzeichnis

Univ.-Prof. Dr. med. ERWIN BRUG
Klinik und Poliklinik für Unfall-
und Handchirurgie der Westfälischen
Wilhelms-Universität Münster
Waldeyerstr. 1, 48149 Münster

Prof. Dr. med.
WILLIAM H. M. CASTRO
Orthopädisches Forschungsinstitut
(OFI) Düsseldorf u. Münster
p/a Hafenstr. 3–5, 48153 Münster

Prof. Dr. med. Dr. rer. nat.
ERNST-CHRISTOPH FOERSTER
Prinz-Eugen-Str. 57, 48151 Münster

Dr. med. CHRISTIAN GÖTZE
Klinik und Poliklinik für Allgemeine
Orthopädie der Westfälischen
Wilhelms-Universität Münster
Albert-Schweitzer-Str. 33
48149 Münster

Dr. med. MARTIN F. HEIN
Orthopädisches Forschungsinstitut
(OFI) Düsseldorf u. Münster
p/a Hafenstr. 3–5, 48153 Münster

Priv.-Doz. Dr. med. UWE JOOSTEN
Klinik und Poliklinik für Unfall-
und Handchirurgie der Westfälischen
Wilhelms-Universität Münster
Waldeyerstr. 1, 48149 Münster

Dr. med. ISABEL MAZZOTTI
Orthopädisches Forschungsinstitut
(OFI) Düsseldorf u. Münster
p/a Hafenstr. 3–5, 48153 Münster

Dr. med. RAINER MEFFERT
Klinik und Poliklinik für Unfall-
und Handchirurgie der Westfälischen
Wilhelms-Universität Münster
Waldeyerstr. 1, 48149 Münster

Dr. med. WOLFGANG PÖTZL
Klinik und Poliklinik für Allgemeine
Orthopädie der Westfälischen
Wilhelms-Universität Münster
Albert-Schweitzer-Str. 33
48149 Münster

Prof. Dr. med. HORST RIEGER
Klinik für Unfall-, Hand-
und Wiederherstellungschirurgie
im Clemenshospital Münster
Akademisches Lehrkrankenhaus
der Westfälischen
Wilhelms-Universität Münster
Düesbergweg 124, 48153 Münster

Dr. med. KARL-HEINZ SCHMIDT
Klinik für Unfall-, Hand-
und Wiederherstellungschirurgie
im Clemenshospital Münster
Akademisches Lehrkrankenhaus
der Westfälischen
Wilhelms-Universität Münster
Düesbergweg 124, 48153 Münster

Dr. med. FRANK SCHRÖTER
Institut für medizinische
Begutachtung
Landgraf-Karl-Str. 21, 34131 Kassel

Priv.-Doz. Dr. med. JÖRN STEINBECK
Klinik und Poliklinik für Allgemeine
Orthopädie der Westfälischen
Wilhelms-Universität Münster
Albert-Schweitzer-Str. 33
48129 Münster

Dr. med. KAI A. WITT
Klinik und Poliklinik für Allgemeine
Orthopädie der Westfälischen
Wilhelms-Universität Münster
Albert-Schweitzer-Str. 33
48149 Münster

Dr. med. DIRK WETTERKAMP
Klinik für Unfall-, Hand-
und Wiederherstellungschirurgie
im Clemenshospital Münster
Akademisches Lehrkrankenhaus
der Westfälischen
Wilhelms-Universität Münster
Düesbergweg 124, 48153 Münster

Die obere Extremität

1 Der Rotatorenmanschettenschaden – Hypothese vs. Beweis

M. F. HEIN

Einführung

Die gutachterliche Diskussion der Frage, ob Rotatorenmanschettenveränderungen degenerative und/oder traumatische Ursachen haben, wird seit Jahrzehnten kontrovers geführt.

Unfallmechanismen, die mit knöchernen Verletzungen oder mit einer Schulterluxation und konsekutivem Rotatorenmanschettenschaden einhergehen, sind bezüglich der gutachterlichen Bewertung in aller Regel als unproblematisch zu bezeichnen. Dies gilt nicht für die isolierte Rotatorenmanschettenruptur.

Sehr ausführlich haben sich Weber und Rompe (1987) und Ludolph et al. (1992, 1997) mit dieser Thematik auseinandergesetzt, wobei die von ihnen vorgelegten Publikationen im deutschen Sprachraum aus hiesiger Sicht zusammen mit dem von Hierholzer et al. (1996) herausgegebenen Gutachtenkolloquium 11 bis Ende 1999 den aktuellen Stand der gutachterlichen Bewertung der isolierten Rotatorenmanschettenruptur in Deutschland repräsentierte; es kann festgehalten werden, dass in der Regel der in diesen Publikationen vertretene Standpunkt dazu führte, dass eine traumatische Ursache für eine isolierte Rotatorenmanschettenveränderung abgelehnt wurde, obwohl in der anglo-amerikanischen Literatur einige Autoren bereits die Bedeutung des Traumas hervorhoben (Cofield 1985, Le Huec 1996).

Die aktuellste Publikation zur Thematik wurde Ende 1999 von Loew et al. vorgelegt. Hieraus ergeben sich teilweise neue Entscheidungsgrundlagen zur gutachterlichen Bewertung in Abgrenzung zu den o.g. Publikationen, wobei nach hiesigem Kenntnisstand die Publikation von Loew et al. (1999) noch nicht umfassend diskutiert wurde.

Wenn es um den Konsens einer gutachterlichen Fragestellung geht, sollte zunächst eine einheitliche Begriffdefinition angestebt werden. Bei der Durchsicht der Literatur stellte sich dann heraus, dass allein die Begriffsfindung bei der Rotatorenmanschettenproblematik schon erhebliche Schwierigkeiten bereitet. Laut Ludolph (1992) werden nach Prellungen und Zerrungen des Schultergelenkes diagnostizierte isolierte Zusammenhangstrennungen der Rotatorenmanschette als „posttraumatisch" bezeichnet und für das geklagte Beschwerdebild verantwortlich gemacht. In seiner Publikation wird der Begriff „Rotatorenmanschettenschaden" benutzt. In den aktuellen Publikationen (Ludolph et al. 1997, Ludolph 1999) wird der Begriff der „Rotatorenmanschettenveränderung" verwandt. Im anglo-amerikanischen Schrifttum wird der Begriff der „rotator-cuff-tear/rupture" benutzt, ohne dass jedoch eine Traumagenese impliziert wird (Loew et al. 1999). In Anlehnung an den klinischen Sprachgebrauch hat sich der Begriff der Rotatorenmanschettenruptur vielerorts durchgesetzt. Ruptur bedeutet wörtlich „Zerreißung". Dieses Wort beinhaltet schon mehr oder weniger eine durch eine Gewalteinwirkung hervorgerufene Veränderung einer Struktur. Aufgrund dessen wird er nur im Zusammenhang mit einer gesicherten traumatischen Ursache benutzt. Sonst wird der Begriff „Rotatorenmanschettenschaden" bevorzugt.

Diese Arbeit beschäftigt sich nunmehr mit der Frage:

ist der klinisch-radiologisch nachgewiesene Schaden einer Rotatorenmanschette anhand von wissenschaftlich gesicherten Erkenntnissen mehr einem degenerativen Prozess oder einem traumatischen Ereignis zuzuschreiben oder, mit anderen Worten: gibt es wissenschaftlich gesicherte Fakten, dass ein isolierter Rotatorenmanschettenschaden traumatisch bedingt sein kann?

Grundlagen

Ziel der Qualitätssicherung in der Begutachtung ist es, bei gleichen medizinischen Sachverhalten einheitliche Beurteilungen abzugeben (Loew et al. 1999). Dies setzt wissenschaftlich gesicherte Untersuchungen voraus, die dann eine klare und differenzierte Beurteilung ermöglichen.

Ludolph (1992) führt diesbezüglich aus, dass sich in der gutachterlichen Bewertung gezeigt habe, dass sich auch bei der Beurteilung des Rotatorenmanschettenschadens die Belastbarkeit menschlicher Gewebsstrukturen und die Verletzungsmechanismen nur sehr begrenzt im Experiment nachvollziehen lassen. Vorherrschende Erkenntnisquelle ärztlicher Begutachtung seien also biomechanische Überlegungen, statistische Erhebungen und ärztliche Erfahrungen.

Eine biomechanische Grundlagenforschung zur Thematik ist nach hiesigem Kenntnisstand tatsächlich bisher nicht durchgeführt worden. Zu diesem Ergebnis kommen auch Loew et al. (1999).

Insbesondere wurde die zugängliche Literatur unter diesen letzten Aspekten betrachtet, und zwar unter der Berücksichtigung der Frage, in wieweit die experimentelle Evaluation der Ätiologie der Rotatorenmanschettenschadens bzgl. der Faktoren „Trauma" und „Degeneration" bereits erfolgte, so dass man sich nicht nur auf biomechanische Überlegungen, statistische Erhebungen und ärztliche Erfahrung stützen muss, sondern „harte" Fakten gerade zur gutachterlichen Bewertung des Rotatorenmanschettenschadens Berücksichtigung finden können.

Bevor die „experimentelle Literatur" dargestellt wird, sollen kurz einige allgemein akzeptierte Fakten kurz beleuchtet werden.

Anatomie und Funktion

Das Schulterkomplex setzt sich aus der sog. *kinematischen* Kette zusammen, zu der folgenden Anteile gehören:
- Brustbein-Schlüsselbeingelenk
- Schultereckgelenk
- Gleitverbindung Schulterblatt-Brustwand
- Subacromialer Raum
- Schultergelenk

Dem sphärisch ausgebildeten Oberarmkopf steht eine deutlich kleinere Pfanne gegenüber.

Die Rotatorenmanschette ist als innerer, also dem Gelenk unmittelbar aufliegender Muskelmantel neben dem M. Deltoideus und M. Coracobrachialis wesentlich für die aktive Stabilität, wobei die Muskeln noch zusätzlich Bewegungsfunktion wahrnehmen. Funktionell wird auch die lange Bizepssehne der Rotatorenmanschette zugeordnet.

Die Rotatorenmanschette setzt sich aus folgenden Muskeln zusammen:
- M. Supraspinatus
- M. Infraspinatus
- M. Teres minor
- M. Subscapularis
- (lange Bizepssehne)

Die wesentliche Funktion dieser Muskeln besteht darin, in der jeweiligen Stellung des Gelenkes den Kopf in der Pfanne zu zentrieren. Die Muskeln der Rotatorenmanschette setzen an dem Oberarmknochen an, wobei ihre Fasern in die Gelenkkapsel einstrahlen und am Schulterblatt entspringen.

Der M. Supraspinatus passiert den Kanal zwischen Akromion und Humerus. Der subakromiale Raum enthält noch eine Bursa zur Erhöhung der Gleiteigenschaften. Der M. Supraspinatus hat neben der Funktion der Zentrierung auch die Starterfunktion für die Abduktion und unterstützt somit den M. Deltoideus.

Der M. Supraspinatus ist der schwächste Muskel der Rotatorenmanschette, wobei der Synergist, also der Deltamuskel, die 6mal größere Kraft entwickelt. EMG-Untersuchungen zeigen, das der M. Supraspinatus nur einen geringen Teil der Abduktionsbewegung mit unterstützt.

Besteht allerdings bei der Belastung eine Luxationskomponente, so kann dies dann auch zu einer Verletzungsmöglichkeit des M. Supraspinatus führen. Allerdings impliziert letzteres dann auch eine frische Hill-Sachs-Delle oder eine Bankart-Läsion (Hierholzer et al. 1996).

Die Mm. Infraspinatus und Teres minor haben an- und abspreizende Wirkung, sind auch an der Außenrotation beteiligt; die genaue Funktion ist von der Ausgangsstellung der Gelenkes abhängig.

Der M. Subscapularis hat eine stark innendrehende Wirkung, zusätzlich unterstützt er je nach Gelenkstellung auch die Ab- und Adduktion.

■ Klassifikation des Rotatorenmanschettenschadens

Es kann differenziert werden zwischen kompletten oder teilweisen Durchtrennung der Sehnenplatte, die entweder akromionseitig, intratendinös oder gelenkseitig liegen. Komplette Durchtrennungen sind häufiger transversal, selten longitudinal (Loew et al. 1999).

Die Klassifikation erfolgt nach Bateman (1963) entsprechend der Größe (bis 1, 1–3 oder 3–5 cm). Die Topografie kann verschiedenen Sektoren zugeordnet werden (Sektor A ventro-kranial, Sektor B kranial-apikal, Sektor C dorso-kranial (Habermeyer 1990 in Loew et al. 1999).

■ Epidemiologie

Über die Häufigkeit des Rotatorenmanschettenschadens liegen unterschiedliche Literaturangaben vor. Unstrittig in der Literatur ist nur das äußerst seltene Auftreten einer kompletten Durchtrennung vor dem 40. Lebensjahr (Hawkins 1999 in Loew et al. 1999). Ansonsten sind komplette Durchtrennungen jenseits des 60. Lebensjahres bei 29% der Fälle zu erwarten (Zuckerman 1992 in Loew et al. 1999). Bemerkenswert ist das relativ seltene Vorkommen von Läsionen bei körperlich schwer belasteten Arbeitern im Vergleich zu Hausfrauen (Radas 1996 in Loew et al. 1999).

■ Symptomatik

Wird ein Unfallereignis als Ursache für einen festgestellten Schaden zur gutachterlichen Bewertung vorgelegt, so spielt der Unfallhergang eine wichtige Rolle und sollte exakt dokumentiert werden.

Ein initiales Unfallereignis führt zu Schmerz, Kraft- und Funktionsverlust. Im Moment des Unfalls verspürt der Patient einen scharfen, stechenden Schmerz in der Schulter, der bis in den Oberarm reichen kann. Ein vom Patienten vernommenes Reißgeräusch oder eine sofortige aktive Bewegungsunfähigkeit des Armes sind eindeutige Hinweise auf einen eingetretenen Schaden (Loew et al. 1999). Diese Zeichen stellen sich jedoch nicht obligat ein. Im Falle einer degenerativen Schadensanlage, insbesondere bei schon bestehendem Sehnendefekt kann das Trauma als initial wenig schmerzhaft geschildert werden. Bei Polytraumen wird eine Schulterverletzung initial häufig nicht registriert.

Nach Loew et al. (1999) können verschiedene Verlaufsphasen definiert werden:
- Akute Phase (0 bis 3 Tage)
- Subakute Phase (3 bis 14 Tage)
- Postakute Phase (14 Tage bis 4 Wochen)

Primär überwiegt die Bewegungseinschränkung mit Schmerz unter Belastung, dann kann es auch zu Ruheschmerzen kommen; der Patient kann nicht mehr auf der erkrankten Schulter liegen. Die Kraft kann reduziert sein, eine Bewegungseinschränkung kann sich bis zur Schultersteife entwickeln.

Klinische Diagnostik

Die primäre Diagnostik besteht in der klinischen Untersuchung, wobei spezielle Tests wie der schmerzhafte Bogen, der Jobe-Test, der 0°-Abduktion-Test und das DROP-ARM-sign als spezifisch für die Rotatorenmanschette angesehen werden können.

Auch die Inspektion bietet Rückschlussmöglichkeiten auf den Unfallmechanismus, speziell äußere Verletzungszeichen wie Prellmarken oder Hämatome. Tritt ein Bluterguss ohne direktes Trauma im Schulter-, Oberarm- und Brustbereich auf, ist dies ein Zeichen für ein erhebliches Trauma mit Schädigung der Rotatorenmanschette. Das Ausbleiben eines Hämatoms dagegen schließt ein traumatisches Ereignis nicht aus (Loew et al. 1999).

Die apparative Diagnostik besteht aus der konventionellen Röntgendiagostik (a.p, Abduktion, True a.p, SSP-Tunnelaufnahme), Sonografie, Arthrografie und Arthro-CT sowie der MRT.

Operationsbefunde sind wichtig bei der Beurteilung der Schadensursache. Hämarthros und blutiger Bursaerguss weisen innerhalb von 2 Wochen auf eine traumatische Genese hin. Der histologische Befund ist bis zu 3 Monate nach dem Ereignis als Kausalitätsindiz zu verwenden. Es kann zwischen akuten und chronischen Veränderungen differenziert werden (Loew et al. 1999).

Grundsätzliche Überlegungen zum Rotatorenmanschettenschaden

Die Durchtrennung der Rotatorenmanschettensehnenplatte

Wie sich aus der Anzahl der sich mit der Thematik beschäftigenden Publikationen ergibt, ist die Bewertung der Ursachen der Rotatorenmanschette kontrovers, evtl. auch deshalb, weil viele verschiedene Aspekte wie die „natural history" der Degeneration der Rotatorenmanschette, intrinsische und extrinsische Faktoren und biomechanische Überlegungen zur Traumagenese Berücksichtigung finden müssen.

Neben einem Trauma werden 3 Hypothesen zur Entstehung eines Rotatorenmanschettenschadens diskutiert (Hierholzer et al. 1994):
- Die Sehne wird geschädigt durch einen immer wieder auftretenden Druck infolge Einklemmen der Sehne zwischen Schulterdach und Oberarmkopf (Neer).
- Es besteht eine Zone der Minderdurchblutung ansatznah (McNAB).
- Die primäre Tendopathie überwiegt, die Rupturursache ist in der Sehne selbst zu suchen (Uhthoff).

Diese Faktoren führen in unterschiedlicher Weise dazu, dass sich die o.g. degenerativen Veränderungen entwickeln und sich in Relation zum Alter in unterschiedlicher Weise präsentieren. Hiervon müssen traumatische Veränderungen abgesetzt werden.

Degeneration der Rotatorenmanschette

Viele Autoren (Uhthoff und Sano 1997, Ludolph et al. 1992, 1997) gehen davon aus, dass das Versagen der Rotatorenmanschette in der Regel durch degenerative Prozesse bedingt ist. Allerdings ist laut Uhthoff und Sano (1997) eine Korrelation zwischen degenerativen Veränderungen und Sehnenrissen nie bewiesen worden. Es fand sich allerdings eine statistisch signifikante Korrelation zwischen einer Belastung, die zum knöchernen Ausriss führte und dem Grad der Degeneration (Uhthoff und Sano 1997).

Von verschiedenen Arbeitsgruppen wurden histologische Untersuchungen zur Blutversorgung der Rotatorenmanschette durchgeführt (Löhr und Uhthoff 1989). Diese kamen zu dem Ergebnis, dass eine hypovaskuläre bzw. kritische Zone nahe der Insertionsstelle der Supraspinatussehne am Humeruskopf besteht. Insbesondere der gelenkseitige Anteil war sehr schlecht vaskularisiert, dagegen der Bursa-seitige gut. Die prekäre Blutversorgung wurde als signifikanter Faktor für die Pathogenese degenerativer Risse angesehen.

Auch anatomische Veränderungen spielen eine Rolle bei Veränderungen der Rotatorenmanschette. Ozaki et al. (1988) bestimmten die Korrelation zwischen pathologischen Veränderungen des Akromions und Rissen der Rotatorenmanschette. Es ergab sich, dass die Pathogenese der meisten Risse Folge einer degenerativen Veränderung ist.

Traumabedingte Rotatorenmanschettenschäden

Es können verschiedene Arten der Verletzung der Rotatorenmanschette diskutiert werden (siehe auch Hierholzer et al. 1994):
- Ein knöcherner Ausriss der Rotatorenmanschette am Oberarmkopf
- Die Durchtrennung der Rotatorenmanschettensehnenplatte

Der knöcherne Ausriss der Rotatorenmanschette.
Knöcherne Ausrisse der Rotatorenmanschette sind häufig im Zusammenhang mit einer Schulterluxation zu beobachten. Die Diagnose kann klinisch-radiologisch gesichert werden.

Bezüglich der Biomechanik des Verletzungsmechanismus kommt in der Regel eine Luxation des Schultergelenkes zum Tragen. Bei einem direkten Trauma ist ein knöcherner Ausriss der Sehne kaum zu erklären, da die relativ dicke Schicht des Deltamuskels vor einer direkten äußeren Gewalteinwirkung ausreichend schützt (Hierholzer et al. 1994).

Gutachterlich bereitet der knöcherne Ausriss der Rotatorenmanschette in der Regel keine Schwierigkeiten. Der Unfallzusammenhang wird anerkannt, eine konkurrierende Ursache gibt es nach Ausschluss von Knochenerkrankungen (z. B. Tumoren) nicht (Hierholzer et al. 1994).

■ Der traumatische Rotatorenmanschettenschaden. Die Ätiologie der Ruptur wird in der Literatur kontrovers beurteilt. In der Literatur herrscht die Meinung vor, dass eine gesunde Sehne nicht reißen kann, bevor nicht der Muskel oder die knöcherne Insertionsstelle reißt.

Resch (1995) weist darauf hin, dass Verletzungen der Rotatorenmanschette durch rezidivierende Mikrotraumata, muskuläre Imbalancen und mit zunehmendem Alter schlechtere Durchblutung entstehen. Rupturen der Rotatorenmanschette entstehen häufiger mit zunehmendem Alter, die Größe der Ruptur korreliert auch mit dem Alter. Allerdings liege in etwa 50% der Patienten eine klar traumatische Genese zu Grunde. Rezidivierende Mikrotraumen werden auch von McConville und Jannotti (1999) im Zusammenhang mit Rotatorenmanschettenveränderungen bei Überkopfsportlern postuliert; eine Meinung, der sich Hulstyn und Fadale (1997) anschließen. Diese Ursache für den Rotatorenmanschettenschaden steht jedoch nicht zur Diskussion. Vielmehr geht es um die kausale Relation zwischen einem Unfall und einem später festgestellten Rotatorenmanschettenschaden.

Dem Unfallhergang muss eine große Bedeutung zugemessen werden.

Dieser ist jedoch häufig nicht mehr exakt nachvollziehbar, entweder, weil der Unfallablauf zu komplex war oder weil das zeitliche Intervall zwischen Unfall und Begutachtungszeitpunkt schon zu groß ist.

Von Relevanz ist auch die Vorgeschichte, der Verlauf und der histologische Befund. Grundsätzlich ist eine Analogie zur Achillessehne beim direkten Schultertrauma nicht gegeben, da der Deltamuskel und die benachbarten knöchernen Strukturen das Schultergelenk wirkungsvoll schützen.

Zahlreiche Autoren (Hierholzer et al. 1994, Loew et al. 1999) sind der Auffassung, das eine abrupte, d. h. auch planmäßig-gezielte Bewegung, die durchaus mit starker, abrupter Belastung einhergeht, nicht in der Lage ist, eine Verletzung der Rotatorenmanschette zu bedingen.

Es werden in der Literatur (Probst 1986, Ludolph et al. 1985) verschiedene geeignete und ungeeignete Unfallmechanismen diskutiert. Als geeignet erscheinen das fremdbewirkte Überschreiten anatomischer Bewegungsgrenzen ohne Ausweichmöglichkeit (Loew und Rompe 1994), abrupte Lasteinwirkungen auf den Humeruskopf in ventrokranialer Richtung, z. B. durch den ungebremsten Sturz nach hinten auf den ausgestreckten Arm sowie die plötzlich Beschleunigung des Rumpfes bei fixiertem Arm, also Mechanismen, die sonst zu einer Luxation der Schulter geführt hätten (Hierholzer et al. 1994).

In der Literatur wird auch die Meinung vertreten, dass eine plötzliche, überfallsartige Belastung des Armes bei muskulär fixiertem Schultergelenk zu einem Riss der Rotatorenmanschette führen kann, aber nur, wenn ein Vorschaden oder eine Schadensanlage besteht. Dies stellt allerdings einen exotischen Einzelfall dar (Ludolph et al. 1997). Eine isolierte Verletzung der Rotatorenmanschette sei nicht denkbar.

Walch und Davidson (n. Uhthoff und Sano 1997) beobachteten bei Überkopfsportlern Partialrupturen der Rotatorenmanschette.

Auch bei Baseballspielern werden Risse der Rotatorenmanschette beschrieben (Jobe und Bradley 1988), wobei dies letztendlich als Folge einer Instabilität angesehen wird.

Le Heuc et al. (1996) untersuchten Verletzungen des „rotator interval", also des triangulären Raumes, der die Supraspinatus- und die Subskapularissehne voneinander trennt. Die Patienten, Handwerker und Athleten, hatten zuvor keine Schulterbeschwerden. Die Risse traten auf bei forcierter Innenrotation durch ein Trauma.

Ein Trauma sei insbesondere der Grund für eine isolierte Ruptur der Subskapularissehne. Diese These wird von Thielemann et al. (1992) unterstützt. Ein Abriss der Subskapularissehne sei bedingt durch ein kombiniertes Abduktions-Außenrotationstrauma. Zu diesem Ergebnis kommt auch eine Untersuchung von Deutsch et al. (1997).

Aus der aktuellen Publikation von Loew et al. (1999) werden folgende, potenziell geeignete Unfallmechanismen genannt:
- Passive forcierte Außen- und Innenrotation bei anliegendem oder abgespreiztem Arm
- Passive Traktion nach kaudal, ventral oder medial
- Axiale Stauchung nach kranioventral oder ventromedial

Als ungeeignet werden angesehen:
- Stauchung nach kranio-dorsal
- direktes Anpralltrauma
- Aktive Kraftanstrengungen

Es wird jedoch von den Autoren darauf hingewiesen, dass die Einschätzung „geeigneter" und „ungeeigneter" Verletzungsmechanismen auf Rückschlüssen biomechanischer „in vitro"-Untersuchungen und empirischen Beobachtungen beruht. Experimentelle und wissenschaftlich beweisende Studien zu den tatsächlichen Abläufen und Belastungen fehlen. Die Ereignisanalyse könne daher in der Zusammenhangsbewertung als Anhaltspunkt, nicht aber als alleiniger Beweis gelten.

Zusammengefasst lässt sich schlussfolgern, dass in seltenen Fällen bei einem potenziell geeigneten Unfallmechanismus mit anschließenden, entsprechenden klinischen Symptomen, ein Rotatorenmanschettenschaden eintreten kann. Häufig dürfte es schwierig sein, den exakten Unfallmechanismus zu rekonstruieren, auch aufgrund eines gelegentlich sehr komplexen Traumas.

Die gutachterliche Bewertung 2000 – Das Vier-Säulen-Konzept

Aus der Publikation von Loew et al. (1999) resultiert, dass eine Zusammenhangsbegutachtung allein aufgrund der Analyse des Unfallmechanismus nicht möglich ist. Folgende 4 Säulen wurden definiert:
- Vorgeschichte
- Ereignisablauf
- Verletzungsbild, besonders im zeitlichen Verlauf
- apparativ oder invasiv gesicherter pathomorphologischer Befund

In der Publikation von Loew et al. (1999) wird eine Tabelle zu Begutachtung der Rotatorenmanschettenproblematik vorgestellt.

Für eine Anerkennung eines Traumas sprechen laut diesen Angaben folgende Argumente (in Auszügen):
Alter < 40 Jahre
- Vorerkrankungsverzeichnis leer
- Geeigneter Sturz
- Arztbesuch innerhalb von 24 Stunden
- Hämatom Schulter/proximaler Oberarm
- Aktive Beweglichkeit < 90–90–0°
- Drop-Arm-Zeichen
- Jobe-Test positiv
- Kraftverlust im ARO/IRO Stress
- Röntgen: keine Überlastungszeichen am Humeruskopf oder AC-Gelenk
- Sono/Arthro. In 1 Woche (Ruptur, Erguss)
- MRT innerhalb von 2 Wo. (Ruptur, Bone bruise)
- OP: Hämarthros
- OP: Läsionstyp, Sehne (zerrissen, Einblutung)
- Histo: überwiegend frische traumatische Veränderungen
- Sono: Gegenseite o.B.
- Rö: Gegenseite o.B.

Als Gegenargumente werden genannt:
- RM-Schaden aktenkundig
- Kein Unfall
- Kein Arztbesuch innerhalb einer Woche
- Muskelatrophie
- Spontanruptur der langen Bizepssehne
- Röntgen: Cuff tear Arthropathie, Sekundärveränderungen (Humeruskopf, AC-Gelenk), Gegenseite Cuff tear Arthropathie
- Sono: Gegenseite Ruptur
- MRT innerhalb 6 Wochen (fettige Degeneration)
- OP bis 2 Wochen: Sehne (glatt), kein Hämatom
- OP bis 6 Wochen: Sehne (glatt), kraniale Chondromalazie

Minderung der Erwerbsfähigkeit (MdE) und Gliedertaxe

Die MdE stellt eine grobe Richtlinie dar. Im Vordergrund steht die Funktion des Schultergelenkes, die durch eine Schädigung im Schultergelenk hervorgerufene MdE kann zwischen 0 und 40% eingestuft werden. In der privaten Unfallversicherung können Schäden am Schultergelenk zu einer maximalen Beeinträchtigung der Gebrauchsfähigkeit von bis zu 6/10 Armwert führen (Loew et al. 1999, Rompe/Erlenkämper 1998). Von Bedeutung sind die unterschiedlichen beruflichen Anforderungen an das Schultergelenk, was dann wiederum Konsequenzen für den BU-Grad hat.

- **MdE 40%**
  hochgradig schmerzhafte Bewegungsunfähigkeit des Schultergürtels
  Gliedertaxe 5/10 bis 6/10 Armwert

- **MdE 30%**
  schmerzhafte aktive und passive Bewegungseinschränkung, deutliche Kraftminderung (Abduktion/Flexion aktiv < 60°, passiv < 90–90–0°
  Gliedertaxe 4/10 bis 4/7 Armwert

- **MdE 20%**
  aktive Bewegungseinschränkung < 120–120–0°
  Gliedertaxe 2/10 bis 3/7 Armwert

- **MdE 10%**
  Beweglichkeit aktiv Abduktion/Flexion > 120–120–0°
  Gliedertaxe 1/7 bis 2/10 Armwert

Zusammenfassende Bewertung und Ausblick

Unter der in der Einleitung gegebenen Prämisse, also insbesondere unter der von Ludolph et al. (1992, 1997) angegeben Voraussetzungen zur gutachterlichen Bewertung des Rotatorenmanschettenschadens, müssen wir anhand der uns zugänglichen Literatur konstatieren, dass bezüglich der degenerativen Ursachen des Rotatorenmanschettenschadens eine Reihe von epidemiologischen und experimentellen Untersuchungen vorliegen. Ähnliches gilt auch für die biomechanischen Eigenschaften der Sehne des M. Supraspinatus.

Klärende experimentelle Untersuchungen zur der Frage, wann genau und unter welcher Belastung bei welchem Trauma eine Verletzung der Rotatorenmanschette eintritt, liegen aus hiesiger Sicht nicht vor.

Hier besteht Bedarf zu weiterer Forschung. Es gibt Hinweise darauf, dass ein geeigneter Unfallmechanismus auch eine vorher nicht relevant degenerativ veränderte Rotatorenmanschette verletzen kann. Die von Loew et al. 1999 vorgestellte Tabelle mit den Beurteilungskriterien zur Begutachtung des Rotatorenmanschettenschadens ist aus hiesiger Sicht als sinnvoll zu bezeichnen.

Nach heutigem Kenntnisstand kann nur dann ein unfallbedingter Schaden der Rotatorenmanschette angenommen werden, wenn unter biomechanischen Kriterien ein als geeignet zu bezeichnender Unfallablauf mit „typischer" Anamnese, also sofortiger Schmerz mit Funktionsverlust rekonstruierbar ist und die unfallnah erhobenen klinischen und radiologischen Befunde kongruent sind. Dies stellt den aktuellen Kenntnisstand dar und dürfte nur auf die selteneren Fälle zutreffen.

Komplexer wird die Problematik, wenn ein Vorschaden vorliegt und ein (adäquates) Trauma auf einen solchen Vorschaden trifft. Hier sollten dann im Prinzip die gleichen Kriterien angewandt werden wie bei der Bewertung eines Rotatorenmanschettenschadens ohne diese Veränderungen.

Literatur

Bateman JE (1963) The diagnosis and treatment of ruptures of the rotator cuff. Clin North Am 43:1523–1530
Blevins FT, Hayes WM, Warren RF (1996) Rotator cuff injury in contact athletes. Am J Sports Med 24:263–2677
Blevins FT (1997) Rotator cuff pathology in athletes. Sports Med 24(3):205–220
Blevins FT (1997) Biology of the rotator cuff tendon. Orthop Clin North Am 28(1):1–16
Cohen RB, Williams GR Jr (1998) Impingement syndrome and rotator cuff disease as repetitive motion disorders. Clin Orthop (351):95–101
Deutsch A, Altchek DW, Veltri DM, Potter HG, Warren RF (1997) Traumatic tears of the subscapularis tendon. Clinical diagnosis, magnetic resonance imaging findings, and operative treatment. Am J Sports Med 25(1):13–22
Gschwend N, Zippel J, Liechti R, Grass S (1975) Die Therapie der Rotatorenmanschettenruptur an der Schulter. Arch Orthop Unfallchir 83:129
Habermeyer P (1995) Open surgical therapy of the rotator cuff. Orthopade 24(6):512–528
Habermeyer P et al. (1998) Treatment strategy in first traumatic anterior dislocation of the shoulder. Plea for a multi-stage concept of preventive initial management. Unfallchirurg 101(5):328–341
Hierholzer G, Kunze G, Peters D (Hrsg) (1994) Rotatorenmanschette Gutachtenkolloquium 11. Springer
Hulstyn MJ, Fadale PD (1997) Shoulder injuries in the athlete. Clin Sports Med 16(4):663–679
Jobe FW, Bradley JP (1988) Rotator cuff injuries in baseball. Prevention and Rehabilitation. Sports Med 6(6):378–387
Le Huec JC, Schaeverbeke T, Moinard M, Kind M, Diard F, Dehais J, Le Rebeller A (1996) Traumatic tear of the rotator interval. J Shoulder Elbow Surg 1:41–46
Löhr JF, Uhthoff HK (1990) The microvaskular pattern of the supraspinatus tendon. Clin Orthop 254:35–38
Loew M, Rompe G (1994) Criteria for legal assessment of rotator cuff rupture. Unfallchirurg 97(3):121–126
Loew M, Habermeyer P, Gohlke F. Wiedemann E (1999) Empfehlungen zur Begutachtung der Rotatorenmanschettenruptur. Mitteilungsblatt der DVSE
Ludolph E (1999) Primary tensile strength of the tendon of the supraspinatus muscle in the human – a biomechanical study. Unfallchirurg 102(1):77–78

Ludolph E (1990) Gutachterliche Probleme bei Verletzungen des Schultergürtels. Schriftenreihe Unfallmedizinsiche Tagungen der Landesverbände der gewerblichen Berufsgenossenschaften 75:79-84

Ludolph E (1992) Die Rotatorenmanschette. Gutachterliche Gesichtspunkte. Akt Traumatol 22:82-83

Ludolph E, Roesgen M, Winter H (1985) Expert testimony on rotator cuff rupture. Aktuelle Traumatol 15(4):175-179

Ludolph E, Schröter F, Besig K (1997) Die Begutachtung der Rotatorenmaschettenveränderung. Akt Traumatol 27:31-24

McConville OR, Iannotti JP (1999) Partial thickness tears of the rotator cuff: evaluation and management. J Am Acad Orthop Surg 7(1):32-43

Ozaki J, Fujimoto S, Nakagawa Y (1988) Tears of the rotator cuff of the shoulder associated with pathological changes in the acromion: a study a cadavers. J Bone Joint Surg (AM) 70:1224-1230

Patte D (1990) Classification of rotator cuff lesion. Clin Orthop 254:81-86

Probst J (1986) Rotator defect and shoulder dislocation from the forensic viewpoint. Significance of degeneration and predisposition to instability. Unfallchirurg 89(9):436-439

Resch H, Breitfuss H (1995) Spontaneous tendon ruptures. Etiology, pathogenesis and therapy. Orthopade 24(3):209-119

Rickert M, Georgousis H, Witzel U (1998) Tensile strength of the tendon of the supraspinatus muscle in the human. A biomechanical study. Unfallchirurg 101(4):265-270

Rompe G, Erlenkämper A (1998) Begutachtung der Haltungs- und Bewegungsorgane. Thieme, Stuttgart New York

Thielemann FW, Kley U, Holz U (1992) Isolated injury of the subscapular muskle tendon. Sportverletzung Sportschäden 6(1):26-28

Uhthoff HK, Löhr J, Sakar K (1987) The pathogenesis of rotator cuff tears. In: Tkagishi N (ed) The shoulder. Professional Postgraduate Services, Tokyo

Uhthoff HK, Sakar K, Löhr J (1992) Das Heilungspotential der Rotatorenmanschette. In: Kohn D, Wirth CJ (Hrsg) Die Schulter. Thieme, Stttgart New York

Uhthoff HK, Löhr J, Hammond J, Sakar K (1986) Ätiologie und Pathogenese von Rupturen der Rotatorenmanschette. Hefte Unfallheilkd 180:3-9

Uhthoff HK, Sano H (1997) Pathology of failure of the rotator cuff tendon. Orthop Clin North Am 28(1):31-41

Walch G (1993) Synthese sur l'epidemiologie des ruptures de la coiffe des rotateurs. Journées Lyonnaises de l'Epaule, Lyon, pp 256-266

Weber M, Rompe G (1987) Development and assessment of so-called rotator cuff ruptures. Z Orthop 125(1):108-119

Diskussion

? 1. Welche Auswirkungen hat die Ausarbeitungen der Gruppe Loew et al. (1999) auf die Praxis?

Nach hiesigem Kenntnisstand ist bisher die Publikation von Loew et al. (1999) allgemein akzeptiert und kann deshalb aus hiesiger Sicht ohne weiteres in der gutachtlichen Praxis angwandt werden. Der Stellenwert dieser Publikation ist nach hiesiger Sicht darin zu bemessen, als dass die bisher in der Literatur vertretene These, dass eine isolierte Verletzungsmöglichkeit der Rotatorenmanschette nicht besteht, aufgrund dieser Publikation nicht mehr aufrecht erhalten werden kann.

Es ist jedoch der Einzelfall sehr exakt zu prüfen, insbesondere unter Berücksichtigung des Unfallmechanismus und der unfallnah erhobenen Befunde und der Vorgeschichte.

? 2. Ist die passive Traktion nach vorne wirklich Ursache für eine Rotatorenmanschettenruptur?

Entsprechend der vorliegenden Literatur und der Publikation von Loew et al. (1999) muss festgehalten werden, dass wissenschaftlich gesicherte biomechanische Studien zur Klärung des exakten Unfallmechanismus bisher nicht durchgeführt wurden. Die verschiedenen Anteile der Muskeln der Rotatorenmanschette haben nicht nur aktiv auf das Gelenk einflussnehmende Kraftfaktoren, sondern führen auch zu einer Stabilisierung und Zentrierung des Oberarmkopfes in der Gelenkpfanne. Somit sind Anspannungen in der Muskulatur auch bei Belastung vorstellbar, die nicht dem exakten Kraftfaktor dieses Muskels entsprechen. Somit ist es entsprechend der Publikation von Loew et al. (1999) möglich, dass es auch bei einer passiven Traktion nach ventral zu einer massiven Überdehnung der dorsokranialen Strukturen der Rotatorenmanschette (M. supraspinatus, M. infraspinatus) mit potenzieller Zerreißung kommt.

? 3. Gibt es einen Zusammenhang zwischen Rupturart und Traumaart?

Nach hiesigem Kenntnissstand gibt es keinen Zusammenhang zwischen Rupturart und Traumart, der wissenschaftlich biomechanisch abgesichert wurde.

? 4. Wann tritt ein Humeruskopfhochstand nach der Ruptur auf? Am gleichen Tag oder erst nach 8 Wochen? Lässt der Zeitpunkt des HKH einen Rückschluss auf die Ursache der Rotatorenmanschettenruptur (degenerativ oder traumatisch)?

Wenn es zu einer Massenruptur der Rotatorenmanschette kommt, ist es vorstellbar, dass eventuell direkt nach dem Unfall schon ein Humeruskopfhochstand nachgewiesen werden kann. Dies dürfte allerdings die eher seltenere Ursache für einen Humeruskopfhochstand darstellen. Häufig dürfte sich ein Humeruskopfhochstand langsam, d. h. durch den Ablauf degenerativer Veränderungen, entwickeln. Somit dürfte nur bei einer massiven Ruptur der Rotatorenmanschette das Auftreten eines Humeruskopfhochstandes im Röntgenbild einen Rückschluss auf die Ursache der Rotatorenmanschettenruptur ermöglichen. Sehr viel genauere Hinweise diesbezüglich ergeben sich jedoch aus der Kernspintomografie und der Sonografie, ggfs. auch der Arthroskopie.

2 Die instabile Schulter und ihre Begleitverletzungen – SLAP-Läsion, Hill-Sachs-Delle, Bankart-Läsion

J. STEINBECK, W. PÖTZL

Einleitung

Als beweglichstes Gelenk des menschlichen Körpers stellt die Schulter eine zentrale Verbindung zwischen Rumpf und Hand dar. Nur bei intakter, schmerzfreier Schultergelenksfunktion ist es dem Menschen möglich, seine Hand als wertvolles Werkzeug in allen Ebenen voll einzusetzen. Mit einem Anteil von ca. 50% aller Gelenkluxationen ist die Schulter am häufigsten betroffen. Etwa 1,7% der Bevölkerung müssen damit rechnen, im Laufe ihres Lebens an einer symptomatischen Schulterinstabilität zu erkranken (Hovelius 1996).

Im Gegensatz zu anderen großen Gelenken ist die Schulter ein weichteilgeführtes Gelenk. Nicht die knöcherne Formgebung der Gelenkpartner garantiert die Stabilität, sondern die umgebenden Weichteile mit ihren passiven und aktiven Stabilisatoren. Die entscheidenden passiven Stabilisatoren sind das Labrum glenoidale, die Gelenkkapsel, die glenohumeralen Bänder und der negative intraartikuläre Druck. Das Labrum glenoidale stellt nicht nur eine rein geometrische Vergrößerung der Schultergelenkspfanne dar, es steht darüber hinaus in enger anatomischer und funktioneller Verbindung mit der Gelenkkapsel und den glenohumeralen Bändern (Bigliani 1996). Dieser kapsulo-labroligamentäre Komplex ist einerseits ein rein mechanischer Stabilisator, andererseits wurden in der Kapsel und den glenohumeralen Bändern freie Nervenendigungen und Mechanorezeptoren gefunden (Vangsness 1995). Von diesen Strukturen gehen neurophysiologische Reizimpulse aus, die in der Schultergürtelmuskulatur zu einer Reizantwort führen und zu einem Reflexbogen im Sinne der Schulterstabilisierung generieren. Die wesentlichen aktiven Stabilisatoren sind der Musculus deltoideus, die Muskeln der Rotatorenmanschette und der lange Kopf des Musculus biceps brachii.

Diese aktiven muskulären Stabilisatoren führen das Schultergelenk, insbesondere in mittleren Bewegungsausschlägen, bei denen die Kapsel und die glenohumeralen Bänder weniger angespannt sind. In endgradigen Bewegungsausschlägen, wenn Kapsel und Bänder unter Spannung geraten, erhalten die aktiven Stabilisatoren aus den o.g. freien Nervenendigungen und Mechanorezeptoren Informationen über die jeweilige Gelenkstellung und den Spannungszustand des kapsulo-labroligamentären Komplexes. Sie können so aktiv im Rahmen einer propriozeptiven Reaktion zur Stabilisierung beitragen.

Instabilitätsformen und Pathogenese

Entscheidend für die richtige Diagnose und damit auch für die Beurteilung eines Unfallzusammenhanges im Rahmen einer Begutachtung ist die Feststellung der vorliegenden Luxations- bzw. Instabilitätsform.

Neer stellte bereits 1980 die wesentlichen Unterschiede zwischen der unidirektionalen und multidirektionalen Instabilität der Schulter heraus (Neer 1980). Die klassische Einteilung in traumatische und atraumatische Ursachen für die Luxation wurde dann von ihm um eine weitere Kategorie, das repetitive Mikrotrauma erweitert. Die unidirektionale Luxationsneigung findet sich bei traumatischen, atraumatischen aber auch bei repetitiven Mikrotraumen (Krüger 1990). Die multidirektionale Instabilität ist niemals die Folge eines einzigen Unfallereignisses. Als weitere Kategorie haben wir die Form der willkürlichen Luxation.

■ **Traumatische Instabilität.** Bei 98% der Luxationen handelt es sich um eine vordere Luxation als Folge eines Traumas oder repetitiven Mikrotraumas (Habermeyer 1990, Post 1988). Das pathomorphologische Korrelat der traumatischen Schulterinstabilität ist die Bankart-Läsion, die Ablösung des ventrokaudalen Labrums vom vorderen Pfannenrand. Diese labrale Ablösung hat in der Literatur im Zusammenhang mit der rezidivierenden, posttraumatischen Schulterluxation eine Inzidenz von über 90% (Rowe 1978). Weiter liegt die Inzidenz der labralen Ablösung bei der Reoperation wegen Luxationen nach primärer operativer Versorgung bei 84%.

Diese Faktoren unterstreichen die Wertigkeit der Bankart-Läsion als Hauptursache für die rezidivierende, posttraumatische, vordere Schulterinstabilität (Bach 1988, De Palma 1967, Morgan 1987 und Warner 1992).

Der tyische Unfallmechanismus für die vordere Schulterluxation ist die Schulterabduktion bis 90° mit einer zusätzlichen, von außen einwirkenden Außenrotationskraft (Cofield 1985, Matsen 1991). Bei größerer Gewalteinwirkung im Rahmen des Luxationstraumas kommt es zu knöchernen Absprengungen vom vorderen Pfannenrand, der sog. knöchernen Bankart-Läsion bis hin zu ausgedehnten Glenoidfrakturen. Durch das Vorbeischeren des Humeruskopfes am vorderen Pfannenrand entsteht im Bereich der dorsolateralen Zircumferenz eine Impression des Humeruskopfes, die sog. Hill-Sachs-Delle. Die Hill-Sachs-Läsion tritt mit einer Inzidenz von 90% auf (Habermeyer 1990). Der Nachweis einer Hill-Sachs-Läsion kann ebenfalls als deutliches Zeichen der traumatischen Genese einer Schulterinstabilität gewertet werden. Sie ist jedoch stets Folge und nicht Ursache der Instabilität. Die Reposition der traumatischen Erstluxation gelingt in der Regel nur durch den Arzt bzw. in Narkose.

■ **Atraumatische Instabilität.** Das pathomorphologische Korrelat dieser Form der Schulterinstabilität ist eine anlagebedingte, hyperlaxe Gelenkkapsel (Neer 1985). Es kommt ohne adäquates Trauma, bei Alltagsbewegungen oder im Schlaf zu Luxationen. Trotz multidirektionaler Hyperlaxität besteht bei den meisten Patienten eine bevorzugte Luxationsrichtung, am häufigsten nach vorne unten. Dorsale Schulterluxationen entstehen in der Regel ebenfalls auf dem Boden einer generalisierten Kapselhyperlaxität. Begleitverletzungen wie knöcherne Bankart-Läsion oder die Hill-Sachs-Delle werden bei atraumatischen Luxationen nicht beobachtet (Neer 1980, Neer 1985). Beim ersten Luxationsereignis gelingt dem Patienten die Reposition in der Regel spontan.

■ **Willkürliche Instabilität.** Die willkürliche, atraumatische Luxationsneigung beginnt meistens in der Kindheit, wobei es sich häufig um eine neurotische Angewohnheit handelt. Zur Luxation kommt es durch die willkürliche Kombination von Bewegungen bei vorliegender Fehlinnervation der Schultergürtelmuskulatur (Neer 1980). Eine willkürliche Schulterluxation liegt definitionsgemäß vor, wenn der Patient seine Schulter ausschließlich durch Muskelzug luxieren kann. Der Arm muss dabei in Neutralstellung verbleiben. Der bei traumatischen Luxationen auftretende Bankart-Defekt oder die Hill-Sachs-Läsion findet sich bei den willkürlichen Luxationen nicht.

Diagnostik der Schulterinstabilität

Ein wesentliches Ziel der Diagnosefindung ist es traumatische, atraumatische und willkürliche Formen der Schulterinstabilität zu differenzieren. Aus dieser Unterscheidung leiten sich dann wesentliche gutachterliche Konsequenzen der Kausalität ab.

■ **Anamnese.** Die exakte Anamnese erlaubt in vielen Fällen bereits die Unterscheidung traumatischer von atraumatischer Schulterinstabilitäten. Die genaue Kenntnis des Unfallmechanismus der Erstluxation dient der Abschätzung ob ein adäquates Makro-Trauma vorlag. Direkte und indirekte Traumata sind zu unterscheiden. Wie wurde die Schulter nach dem ersten Luxationsereignis reponiert? Gelang die Reposition nur durch einen Arzt bzw. in Narkose oder kam es zur Spontanreposition bzw. konnte der Patient die Schulter selbst reponieren? Wie oft und unter welchen Bedingungen ist die Schulter reluxiert? Wie wurde sie jeweils reponiert? Weiter ist es wichtig das sportliche und berufliche Aktivitätsniveau einzuschätzen. Kommt es dabei zu wiederholten Belastungen im Über-Kopf-Bereich, die als repetitive Mikro-Traumata eine chronische Überlastung des kapsulo-labro-ligamentären Komplexes bewirken?

Klinische Untersuchung. Neben den allgemeinen Untersuchungsschritten Inspektion, Palpation, Beweglichkeits- und Kraftprüfung haben sich einige spezielle Funktionstests als praktikabel und reliabel erwiesen.
- Vorderer Apprehension-Test: Dieser Test ist bei der klassischen anteriorinferioren Instabilität positiv. Der Arm wird dabei aus der Neutralposition vorsichtig in 90° Abduktion und 90° Außenrotation gebracht. Der Daumen des Untersuchers übt dabei einen stetigen Druck von dorsal auf den Humeruskopf aus. Während dieses Manövers bekommt der Patient Angst (Apprehension = Besorgnis) die Schulter könnte luxieren. Oft ist dies an unwillkürlicher Anspannung der Delta-Muskulatur zu erkennen. Entscheidend für den Apprehension-Test ist nicht eine Schmerzangabe, sondern die typische Besorgnis des Patienten vor der Luxation.
- Hinterer Apprehension-Test: Dieser gilt analog als typisches Zeichen der dorsalen Instabilität. Dabei wird der im Ellenbogen gebeugte Arm in der Schulter um ca. 90° flektiert, vorsichtig adduziert und innenrotiert. Die führende Hand des Untersuchers übt einen axialen Druck nach dorsal aus, die kontralaterale Hand stabilisiert die Skapula. Durch dieses Manöver kann eine spürbare Subluxation des Humeruskopfes noch dorsal provoziert werden. Durch langsame Abduktion kommt es zur spontanen Reposition.
- Sulkus-Zeichen: Das Sulkus-Zeichen dient der Überprüfung einer Kapselhyperlaxität. Beim stehenden oder sitzenden Patienten wird am locker herunterhängenden Arm ein axialer Zug in der Humeruslängsachse nach kaudal ausgeübt. Bei hyperlaxer Kapsel lässt sich durch diese Manöver zwischen Acromion und Humeruskopf ein sichtbarer und palpabler Sulkus provozieren.
- Vorderer und hinterer Schubladentest: Analog den Schubladentests am Knie soll dadurch die passive Translation des Humeruskopfes in der Gelenkpfanne nach ventral und dorsal überprüft werden. Der Untersucher fixiert mit einer Hand die Skapula und führt mit der anderen Hand die passive Translation des Humeruskopfes nach ventral und dorsal aus. Dabei wird dokumentiert wieweit sich der Humeruskopf aus der Fossa glenoidalis herausschieben lässt. Insbesondere bei muskelkräftigen und nicht völlig entspannten Patienten ist die Beurteilung diese Tests jedoch schwierig und die Aussagekraft eingeschränkt.

Bildgebung. In der Regel sind im Rahmen der Instabilitätsdiagnostik nativradiologische Schulteraufnahmen ausreichend. Computertomografie, Arthro-CT und Kernspintomografie sind nur in wenigen Fällen wirklich nötig. Sie liefern ausgezeichnete Darstellungen der Weichteilverhältnisse und der knöchernen Situation, bringen aber im Regelfall keine zur Operationsindikation unabdingbare Zusatzinformation.
- Nativradiologie: Sowohl im akuten Luxationsfall als auch bei chronischer Instabilität sind eine a.p. Aufnahme und eine echte axiale Aufnahme zu fordern. Nur durch die axiale Aufnahme lässt sich insbesondere die akute dorsale Luxation definitiv darstellen. Dorsal verhakte Luxationen wer-

den bei alleiniger a.p. Aufnahme in ca. 50% der Fälle übersehen. Sollte eine erhebliche schmerzhafte Bewegungseinschränkung vorliegen und eine normale axiale Aufnahme nicht möglich sein, lässt sich in der Velpeau-Aufnahme die relative Stellung des Humeruskopfes zum Glenoid ausreichend beurteilen. Der betroffene Arm kann dabei am Körper angelegt oder sogar im Gilchrist-Verband o.ä. ruhiggestellt bleiben. Die transthorakale Aufnahme ist in der Aussagekraft der Velpeau-Aufnahme unterlegen. Zur Beurteilung knöcherner Begleitverletzungen sind zwei Spezialaufnahmen nötig. Die Westpoint-Aufnahme erlaubt die Beurteilung des vorderen-unteren Pfannenrandes zum Ausschluss einer knöchernen Bankart-Läsion. Die Stryker-Aufnahme stellt die dorso-laterale Humeruskopfzirkumferenz dar. Auf ihr lässt sich eine Hill-Sachs-Delle abbilden und beurteilen.

- Computertomografie: Die Nativ-Computertomografie mit ihrer sehr guten Darstellung der knöchernen Verhältnisse ist bei komplexen Luxationsfrakturen mit Mehrfragmentfrakturen des Humeruskopfes und/oder Glenoid- und Skapulahalsfrakturen zur präoperativen Planung indiziert. Das Arthro-Computertomogramm im Doppelkontrastverfahren bietet zusätzlich eine gute Weichteildarstellung.
- Kernspintomografie: Im MRT lassen sich das Labrum glenoidale, die Kapsel und die Rotatorenmanschette ebenfalls gut darstellen. Labrum-Läsionen, die Kapselweite und begleitende Verletzungen der Rotatorenmanschette können beurteilt werden.

SLAP-Läsion

Bei der SLAP-Läsion (SLAP = superior Labrum anterior to posterior) handelt es sich um eine Ablösung des oberen Labrum glenoidale unter Einbeziehung der langen Bizepssehne. Erst durch die Einführung der Schultergelenksarthroskopie konnte diese spezifische Verletzung des oberen Labrum glenoidale beschrieben werden. Andrews (1985) berichtete über eine Verletzung des oberen Labrum bei Wurfsportlern aus dem Hochleistungsbereich. Er beschrieb ein abgelöstes, teilweise aufgebrauchtes vorderes oberes Labrum mit teilweiser Einbeziehung bzw. Partialruptur der Bizepssehne. Als Unfallursache wurde bei diesen Patienten der Zug am Labrum glenoidale durch die lange Bizepssehne während der Abbremsphase des Wurfes benannt.

Snyder (1990) beschrieb eine ähnliche Veränderung am Labrum glenoidale als sog. SLAP-Läsion, wobei diese nach seiner Beschreibung hinter der Bizepssehne beginnt und sich nach ventral der Bizepssehne fortsetzt. Dieser Bereich des oberen Labrums ist nach seinen Beschreibungen funktionell besonders bedeutend, da sie dem Anker der langen Bizepssehne als Insertionsbereich am Glenoid dient. Snyder (1990) beschrieb eine Klassifikation in die Typen I–IV.

- **Typ I:** Das obere Labrum ist degenerativ aufgerauht, aber noch fest am Glenoid und der langen Bizepssehne verankert
- **Typ II:** Das Labrum ist mit Bizepsursprung vom Glenoid abgelöst und somit instabil
- **Typ III:** Korbhenkelriss des oberen Labrums bei intaktem Bizepsanker
- **Typ IV:** Korbhenkelriss des Labrums mit Einstrahlung in die lange Bizepssehne und damit Teilinstabilität des Bizepsankers

Inzidenz. In der größten, bisher publizierten Studie von Snyder (1995) wurden 2375 Schulterarthroskopien, die zwischen Januar 1985 und Februar 1993 durchgeführt wurden, ausgewertet. In diesem Kollektiv fanden sich 140 obere Labrumläsionen, die fast 6% des Gesamtkollektivs ausmachen. Hierbei handelt es sich um das mit Abstand größte Kollektiv an SLAP-Läsionen, das in der Literatur beschrieben wurde.

21% der Patienten hatten eine Typ I-Läsion, 55% eine Typ II-Läsion, 9% eine Typ III-Läsion und 10% eine Typ IV-Läsion sowie 5% eine Kombination aus einer Typ II- und Typ IV-Läsion. Die Inzidenz von 6% liegt in Übereinstimmung mit anderen Angaben in der Literatur (Handelberg 1998, Maffet 1995).

Im Kollektiv von Snyder (1995) hatten 29% der Patienten eine begleitende Partial- oder Komplettruptur der Rotatorenmanschette und 22% eine Bankart-Läsion als Folge einer Luxation oder Subluxation der Schulter.

Pathogenese. Als häufigster Entstehungsmechanismus bei der Auslösung einer SLAP-Läsion wird der Sturz auf den leicht abduzierten Arm mit oberer Subluxation des Humeruskopfes gegen das obere Labrum und die Bizepssehne angegeben (Snyder 31%, Handelberg 28%). Hierbei kommt es durch erheblichen Zug an der langen Bizepssehne und dann anschließend die Kompression des Humeruskopfes gegen das obere Labrum bzw. die lange Bizepssehne zu einer Traumatisierung derselben. Ca. 20% der Patienten (Snyder 19%, Handelberg 22%) erlitten die Verletzung im Zusammenhang mit einer Luxation oder Subluxation nach vorne der betroffenen Schulter. Weiter wird bei ca. 20% der Fälle das plötzliche Halten oder Heben einer schweren Last als Ursache der Verletzung des langen Bizepsankers beschrieben.

Als weitere häufige Ursache der Ausbildung einer posterior-superioren Verletzung des Labrum glenoidale im Sinne einer Typ II-SLAP-Läsion werden die Überkopf-, Wurf- und Schlagsportarten angegeben. Hierdurch kommt es durch ein repetitives Mikrotrauma zu einer Beschädigung des posterior-superioren Bizepsankers (Barber 1999, Morgan 1999, Burkhart 1999, Jobe 1999). Diese Form des Entstehungsmechanismus führt durch das repetitive Mikrotrauma zur Entstehung einer Instabilität, welches wiederum ein glenoidales Impingement der posterior-superioren Rotatorenmanschette bis zur inkompletten Rotatorenmanschettenruptur entstehen lässt. Diese Entstehungskette ist dann sicher als Folge des repetitiven Mikrotraumas und nicht als die Folge eines adäquaten einmaligen Traumas zu beurteilen.

Diagnostik der SLAP-Läsion

■ **Anamnese.** Die Anamnese erlaubt auch hier in vielen Fällen bereits die Unterscheidung einer traumatischen von einer atraumatischen Schädigung des oberen Labrum glenoidale einschließlich Bizepsansatz. Insbesondere ist anamnestisch abzugrenzen, ob bei dem Patienten ein geeigneter Unfallmechanismus, der pathogenetisch in der Lage ist, eine SLAP-Läsion herbeizuführen, vorgelegen hat. Oder hat ein repetitives Mikrotrauma durch wiederholte Belastungen im Überkopfbereich zu einer chronischen Überlastung und dann zu einer Schwächung des Bizepsankers geführt?

■ **Klinische Untersuchung.** Es gibt keinen spezifischen klinischen Test zur klaren Abgrenzung einer SLAP-Läsion, insbesondere zur Einteilung in die verschiedenen SLAP-Sub-Typen. Etabliert hat sich neben den bekannten Bizepssehnentests der Test nach O'Brien.
- Yergason-Test: Der Ellenbogen wird 90° gebeugt und der Unterarm proniert. Der Patient versucht, den Unterarm gegen Widerstand aktiv zu supinieren und im Ellenbogengelenk zu beugen. Dieses führt bei einer Läsion der langen Bizepssehne zu einer Schmerzhaftigkeit im Bereich des Sulcus intertubercularis.
- Speed-Test: Der Arm befindet sich in 90° Anteversion mit gestrecktem Ellenbogen und supiniertem Unterarm. Der Untersucher versucht, den gestreckten Arm gegen den aktiven Widerstand des Patienten herunterzudrücken. Im positiven Fall gibt der Patient Schmerzen im vorderen Bereich des Musculus deltoideus an.
- O'Brien-Test: Diese auch SLAP-Apprehension-Test genannte Untersuchung erfolgt in Abduktion oder auch Horizontalflexion der betroffenen Schulter mit gestrecktem Ellenbogen und proniertem Unterarm. Im positiven Fall zeigt der Patient jetzt eine Abwehrspannung und gibt Schmerzen im Bereich der langen Bizepssehne an. Eine Supination des Unterarmes sollte zu einer Reduzierung der Schmerzen führen. Mechanisch kommt es durch die Ellenbogenstreckung und die Unterarmpronation zu einer Traktion an der langen Bizepssehne.

■ **Bildgebung.** Nativradiologische Aufnahmen zur Detektion einer SLAP-Läsion sind unzureichend, da hier nur die knöchernen Strukturen zur Darstellung kommen. Ausreichend ist aus diesem Grunde zum Ausschluss knöcherner Begleitverletzungen die Röntgenkontrolle in 2 Ebenen, empfehlenswert ist die a.p.-Ebene (True-a.p.) und die axiale Ebene. Die Untersuchungen von Snyder (1990) haben gezeigt, dass hier die Kernspintomografie bei der Darstellung von Verletzungen des oberen Labrums eine Sensitivität von nur 65% haben. Aus diesem Grunde ist auch diese Untersuchung nicht sehr aussagefähig.

Als Verfahren mit der höchsten Sensitivität zur Detektion von SLAP-Läsionen scheint sich z.Zt. die MR-Arthrografie herauszukristallisieren. Es laufen verschiedene Studien, die die Arthro-MR mit der Arthroskopie vergleichen. Wissenschaftliche Angaben zur Sensibilität und Spezifität liegen in der Literatur noch nicht vor. Es wird jedoch schon über eine Sensibilität von 95% bei einer Spezifität von 98% berichtet.

Damit scheint sich dieses Verfahren in der Zukunft als Standard-Diagnostikum für dieses Krankheitsbild zu etablieren.

Fazit und gutachterliche Relevanz

Bei 95–98% der Schulterinstabilitäten handelt es sich um posttraumatische, vordere Instabilitäten. Dieses bedeutet, dass hier ein adäquates Trauma Auslöser der ersten Luxation war. Dieses lässt sich in der Regel anamnestisch sehr gut evaluieren. Zur Auflösung einer traumatischen Schultererstluxation bedarf es adäquater Gewalt auf den abduzierten und außenrotierten Arm. Die Reposition der traumatischen Schultererstluxation erfordert meistens die Hilfe eines Arztes und/oder eines Narkotikums aufgrund der erheblichen muskulären Gegenspannung und des Einhakens des Humeruskopfes am vorderen Pfannenrand.

Wie wir aus der Literatur wissen, liegen bei mehr als 90% der Patienten mit einer bestehenden traumatischen Schulterinstabilität als pathomorphologisches Korrelat eine Ablösung des ventralen labrokapsuloligamentären Komplexes, ggf. sogar ein Abbruch des vorderen Pfannenrandes sowie im Bereich des Humeruskopfes eine dorsolateral gelegene Impressionsfraktur vor. Diese beiden, sicher nachweisbaren Schädigungen in Zusammenschau mit der Anamnese sind als Hinweis auf einen adäquaten Unfallmechanismus der die Erstluxation provozierte, zu werten. Mit diesen Fakten ist in der Regel die Kausalität zwischen Unfall und Unfallfolge herzustellen.

Bei Patienten mit einer bestehenden atraumatischen Schulterinstabilität liegt in der Regel eine angeborene, multidirektionale Hyperlaxität der Gelenkkapsel vor. Die bevorzugte Luxationsrichtung bei diesen Patienten ist dann in der Regel vorne unten, manchmal auch hinten unten und in seltenen Fällen multidirektional. Diese Form der Instabilität wird nicht durch ein Trauma ausgelöst, sondern hier stellt der Mechanismus der Erstluxation eine Gelegenheitsursache dar.

Die atraumatische Schulterinstabilität wird vorwiegend klinisch, ohne zusätzliche Untersuchung diagnostiziert. Diese Patienten weisen in der Regel kein pathomorphologisches Korrelat im Sinne einer Hill-Sachs-Läsion oder einer Bankart-Läsion/-fraktur auf. Durch die weite Gelenkkapsel kommt es bei der Luxation zu keiner Traumatisierung der Gelenkflächen.

Bei der willkürlichen, atraumatischen Schulterinstabilität handelt es sich um eine neurotische Angewohnheit bei Muskelfehlinnervation. Einen posterolateralen Kopfdefekt oder Bankart-Defekt weisen diese Patienten nicht auf.

Die SLAP-Läsion ist eine Schädigung des oberen vorderen und hinteren Labrum glenoidale im Ansatzbereich des Ankers der langen Bizepssehne.

In der Literatur wird bei ca. 70% der Patienten ein adäquates Trauma als Auslösemechanismus angegeben. Adäquat bedeutet hier erheblicher Zug an der langen Bizepssehne oder das Abschieben des Labrums mit langer Bizepssehne nach kranial durch den einstauchenden Humeruskopf. Bei ca. 30% der Patienten ist die SLAP-Läsion Folge eines repetitiven Mikrotraumas im Sinne von Überkopfbelastung des außenrotierten und abduzierten Armes, in der Regel im Rahmen von Wurf- oder Schlagsportarten.

Sowohl die klinische Untersuchung als auch die meisten bildgebenden Verfahren sind relativ aussageschwach bei der Frage nach einer vorliegenden SLAP-Läsion. Als hochwertiges Diagnostikum mit hoher Aussagekraft ist die Kernspintomografie in Verbindung mit einer Arthrografie zu werten. Als Goldstandard gilt nach wie vor die Arthroskopie, welche eine genaue Beschreibung des vorliegenden Befundes erlaubt sowie dann auch eine Therapie anschließen lässt.

Von eminenter Bedeutung für die Klärung des Zusammenhanges zwischen einer bestehenden SLAP-Läsion und eines Unfalles ist die exakte Anamneseerhebung, die exakte Abklärung des Unfallmechanismus, um festzustellen, ob dieser Unfall überhaupt geeignet war, eine Läsion des oberen Labrums einschließlich Bizepssehne herbeizuführen. Da bekannt ist, dass die SLAP-Läsion zu jeweils ca. 20% als Begleitläsion bei Rotatorenmanschettenrupturen oder Bankart-Läsionen auftritt, ist in diesen Fällen zunächst ein Zusammenhang zwischen der Hauptdiagnose und dem zu begutachtenden Unfall zu klären. Selbstverständlich müssen bei der Beurteilung einer SLAP-Läsion die sportlichen Aktivitäten des Patienten mit einbezogen werden.

Literatur

Bach BR, Warren RF, Fronek J (1988) Disruption of the lateral capsule of the shoulder. A cause of recurrent dislocation. J Bone Joint Surg B 274

Barber FA, Morgan GD, Burkhart SS, Jobe CM (1999) Labrum/Biceps/Cuff Dysfunction in the throwing athlete. Current Controversies Point Counter Point. Arthroscopy 8:852–857

Bigliani LU, Kelkar R, Flatow EL, Pollock RG, Mow VC (1996) Glenohumeral stability. Clin Orthop 330:13–30

Cofield RH, Kavanagh BF, Frassica FJ (1985) Anterior shoulder instability. Instr Course Lect 34:210

De Palma AF (1983) Surgery of the shoulder. Third edition. JB Lippincott Philadelphia

Habermeyer P, Schweiberer L (1996) Schulterchirurgie, 2. Auflage. Urban & Schwarzenberg, München-Wien-Baltimore

Handelberg F, Willems S, Shababpour M, Huskin JP, Kuta J (1998) SLAP-Lesions: A retrospective multicenter study. Arthroscopy 14:856–862

Hovelius L, Augustini BG, Fredin H, Johansson O, Norlin R, Thorling J (1996) Primary anterior dislocation of the shoulder in young patients. J Bone Joint Surg A 78(11):1677–1684

Krüger P (1986) Schulterluxation. In: Habermeyer P, Schweiberer L, Schulterchirurgie, 2. Auflage. Urban & Schwarzenberg, München-Wien-Baltimore

Maffet MW, Gartsman GM, Moseley M (1995) Superior labrum-biceps tendon complex-Lesios of the shoulder. Am J Sports Med 23:93–98
Matsen FA, Harryman DT, Sidles JA (1991) Mechanics of glenohumeral instability. Clin Sports Med 10:783
Morgan CD, Bodenstab AB (1987) Arthroscopic Bankart suture repair: technique and early results. Arthroscopy 3(2):111–122
Neer CS 2d, Foster CR (1980) Inferior capsular shift for involuntary inferior and multidirectional instability of the shoulder. A preliminary report. J Bone Joint Surg A 62(6):897–908
Post M (1988) The shoulder. Surgical and nonsurgical management. Philadelphia, Lea and Febiger
Rowe CR, Patel D, Southmayd WW (1978) The Bankart procedure. J Bone Joint Surg A 60(1):1–16
Snyder SJ, Banas MP, Karzel RP (1995) An analysis of 140 injuries to the superior glenoid labrum. J Shoulder Elbow Surg 4:243–248
Vangsness CT, Ennis M, Taylor JG, Atkinson R (1995) Neural anatomy of the glenohumeral ligaments, labrum and subacromial bursa. Arthroscopy 11:180–184
Warner JJP, Deng XH, Warren RF, Torzilli PA (1992) Static capsuloligamentous restraints to superior-inferior translation of the glenohumeral joint. Am J Sports Med 20:675

Diskussion

? 1. Kann der Sturz auf den ausgestreckten Arm zu einer SLAP-Läsion führen?
Auch ohne Schädigungen am Hand- und Ellenbogengelenk.

Wie aus den Publikationen von Snyder und Handelberg hervorgeht, ist der häufigste Entstehungsmechanismus der Auslösung einer SLAP-Läsion der Sturz auf den leicht abduzierten Arm mit oberer Subluxation des Humeruskopfes gegen das obere Labrum und die Bizepssehne. Selbstverständlich muss es hierbei nicht zu einer Verletzung der Hand oder des Ellenbogens kommen.

? 2. Welchen Einfluss haben degenerative Veränderungen auf die SLAP-Läsion?

Bei dem Typ I der SLAP-Läsion nach Snyder liegt immer eine degenerative Schädigung vor. Bei den Typen II–IV kann ebenfalls eine degenerative Vorschädigung vorliegen. Ein prädisponierender Faktor ist das repitive Mikrotrauma im Sinne von sehr häufiger Überkopfbelastung. Hiervon abgegrenzt werden muss das adäquate Trauma, wie oben angegeben, das auch in der Lage ist, einen gesunden Labrum-Bizeps-Komplex zu rupturieren, ähnlich wie bei der Bankart-Läsion durch die Schulterluxation.

? 3. Wieviel Prozent der Schulterluxationen führen zu einer Verletzung der Rotatorenmanschette?

Bei jüngeren Patienten (< 40 Jahre) variieren die Zahlenangaben festgestellter Rotatorenmanschettenverletzungen zwischen 7 und 40 Prozent in Zusammenhang mit einer Schulterluxation.

Ab dem 40. Lebensjahr steigt die Zahl der Mitverletzung der Rotatorenmanschette sprunghaft an. Hawkins (1986) berichtet sogar über fast 100% vorgefundener Rupturen der Rotatorenmanschette nach Schulterluxation bei einem Patientengut mit durchschnittlich 59 Lebensjahren.

3 Auswirkung von Frakturen am Schultergelenk auf die Funktionsfähigkeit der Schulter bzw. der oberen Extremität

D. WETTERKAMP, H. RIEGER

Einleitung

Während bei einem Rotatorenmanschettenschaden oder auch einer instabilen Schulter entsprechend den Ausführungen der beiden Vorreferenten der Zusammenhang zwischen Unfallereignis und Körperschaden häufig nicht zweifelsfrei nachzuweisen ist, besteht diese Kausalitätsproblematik bei den Frakturen des Schultergürtels in aller Regel nicht. Die Begutachtung bei diesen Verletzungen konzentriert sich somit weniger auf die Analyse von Unfallmechanismus und Vorschaden als auf die aktuell festzustellende Funktionsbeeinträchtigung.

Für eine suffiziente gutachterliche Beurteilung einer knöchernen Verletzung des Schultergürtels ist die Kenntnis des funktionellen Zusammenspieles der einzelnen Gelenkpartner, die Beherrschung der standardisierten klinischen Untersuchungstechnik und die Einordnung der radiologischen Befunde erforderlich. Das durchschnittlich zu erwartende funktionelle Ergebnis richtet sich nach dem Frakturtyp und der sich daraus ergebenden Therapie, sodass sich für den Gutachter die Notwendigkeit ergibt, auch retrospektiv eine korrekte Frakturklassifikation und Bewertung der spezifischen Therapie vornehmen zu können. Die folgenden Ausführungen beinhalten somit neben speziellen gutachterlichen Gesichtspunkten auch einen Überblick über die unterschiedlichen Frakturarten und -therapien im Hinblick auf die gutachterliche Prognose.

Der konkrete gutachterliche Einzelfall kann mit dem durchschnittlich zu erwartenden Ergebnis verglichen werden und dann ggf. bei erheblicher Abweichung eine gezielte Analyse möglicher Einflussfaktoren auf die Ergebnisdifferenz erforderlich machen.

Das Schultergelenk gilt als das beweglichste Gelenk des menschlichen Körpers. Dies ist jedoch im Vergleich zum Hüftgelenk nur dann korrekt, wenn mit der Beweglichkeit des Schultergelenkes nicht nur das Schulterhauptgelenk, das Glenohumeralgelenk, gemeint ist, sondern auch die vier weiteren Gelenke bzw. Verschiebeschichten des Schultergürtels einbezogen werden. Es handelt sich dabei um das Akromioklavikulargelenk (AC-Gelenk), das Sternoklavikulargelenk (SC-Gelenk), die subakromiale Gleitschicht und die thorakoskapuläre Verschiebeschicht.

Während die Innen- und Außenrotation des Armes weitgehend autonom durch das Glenohumeralgelenk ermöglicht wird, resultieren die größten Bewegungsausmaße, die Elevation und Abduktion, aus der Mitbewegung der Skapula. Bei der ersten Phase der Elevation und Abduktion bis ca. 30 Grad treten nur geringe Einstell- und Anpassungsbewegungen der Skapula auf, im weiteren Verlauf bewegen sich Humerus und Skapula etwa im Verhältnis 2:1. Insgesamt beruhen nur ca. 120 Grad des Gesamtbewegungsausmaßes der Elevation und Abduktion (180 Grad) allein auf der Beweglichkeit des Schulterhauptgelenkes, die übrigen 60 Grad werden – von Beginn der Bewegung an – durch die Mitbewegung der Skapula mit dem Schultergürtel ermöglicht [11]. Bei ungestörtem Gleiten in der thorakoskapulären Verschiebeschicht treten Bewegungen des Schulterblattes um etwa 10–12 cm kranial-kaudal bzw. 15 cm medial-lateral auf [8].

Somit ist der im Rahmen der Untersuchung nicht selten durch vermeintliches Fixieren der Skapula unternommene Versuch, das alleinige Bewegungsausmaß des Schulterhauptgelenkes zu bestimmen, irreführend.

Eine nicht zu unterschätzende Beweglichkeit besteht auch in den Gelenken an den Enden der Klavikula, bei der Elevation des Armes bewegt sich das AC-Gelenk bis zu 25 Grad, das SC-Gelenk bis zu 35 Grad mit, ferner ist durch einen verformbaren Discus articularis im SC-Gelenk eine Rotation der Klavikula um 30 Grad möglich [8, 11].

Schließlich wirkt bei der Schultergürtelbeweglichkeit noch die subakromiale Gleitschicht mit, die zum einen aus der Rotatorenmanschette und zum anderen aus dem knöchernligamentären Schulterdach, bestehend aus Akromion, Proc. coracoideus und Lig. coracoacromiale, gebildet wird.

Aus dem komplexen Zusammenspiel aller fünf an der Schulterbeweglichkeit beteiligten Gelenke und Gleitschichten ergibt sich die Möglichkeit der Funktionseinschränkung des gesamten Schultergürtels bei auch nur einer isolierten Verletzung einer der beteiligten Strukturen.

Im Folgenden seien die Auswirkungen von Verletzungen der 3 knöchernen Schultergürtelanteile – Skapula, Klavikula, Humeruskopf – aufgeführt, auf die häufigen begleitenden Weichteilverletzungen (Rotatorenmanschette, Kapsel, Labrum) wurde bereits in den beiden vorherigen Beiträgen eingegangen.

Skapulafrakturen

Klassifikation und Therapie. Schulterblattfrakturen sind nur mit einer Häufigkeit von ca. 5–7% an den Verletzungen der Schulterregion beteiligt [12, 25]. Eine Fraktur der bis auf die Fortsätze gut durch Muskulatur gepolsterten Skapula tritt aufgrund der hierfür erforderlichen erheblichen stumpfen Gewalteinwirkung im Rahmen eines Verkehrsunfalles oder Sturzes aus größerer Höhe nur selten isoliert auf. In der Regel bestehen erhebliche Begleitverletzungen wie Rippenfrakturen, Lungenkontusion, Wirbelsäulenverletzungen, Klavikula- und Humerusfrakturen.

In der Praxis werden die Skapulafrakturen in 5 Hauptgruppen [11, 25] unterschieden:
- Gruppe A: Skapulakörperfrakturen
- Gruppe B: Skapulafortsatzfrakturen (Spina, Proc. coracoideus, Akromion)
- Gruppe C: Skapulahalsfrakturen
- Gruppe D: Glenoidfrakturen
- Gruppe E: Kombinationsfrakturen mit Humeruskopffrakturen

In Thorax- und auch Schulterübersichtsaufnahmen können Skapulafrakturen leicht übersehen werden. In der a.-p.-Aufnahme sind nur das tangential angeschnittene Glenoid und der Skapulahals gut abgrenzbar, die Fortsätze sowie der Korpus sind durch Rippen-, Lungengewebe- und Klavikulaüberlagerungen nur teilweise beurteilbar. Zur Darstellung von Frakturen des Akromions, des Proc. coracoideus und des Korpus (seitlich) empfiehlt sich die parallel zur Skapulaebene eingestellte Skapulatangentialaufnahme nach Neer, auch Mercedes-Stern-Aufnahme genannt. In der axialen Schulteraufnahme können insbesondere knöcherne Bankart-Läsionen, d.h. Pfannenrandabbrüche und auch Glenoidfrakturen nachgewiesen werden. Das vollständige Ausmaß einer Skapulafraktur ist jedoch nicht selten erst durch eine Computertomografie zu erfassen.

Frakturen des Skapulakorpus sind sowohl als einfache als auch mehrfragmentäre Brüche meist nicht oder nur gering disloziert. Der umgebende breite Muskelmantel bietet eine gute Schienung, und auch deutlich dislozierte Korpusfrakturen werden nur in den seltensten Fällen operativ versorgt.

Bei den *Fortsatzfrakturen* wird bei den Spinafrakturen sowie nicht oder wenig dislozierten Frakturen des Akromions und des Proc. coracoideus ebenfalls die konservativ-funktionelle Therapie gewählt. Bei deutlicher Dislokation des Akromions nach distal durch den Zug des M. deltoideus besteht wegen der Gefahr eines knöchernen Impingements und der Minderung der Muskelkraft bei Pseudarthrosenbildung die Indikation zur Reposition und Stabilisierung durch Schrauben- oder Zuggurtungsosteosynthese. In gleicher Weise sollten die durch den Zug der Mm. coracobrachialis, pectoralis minor und des Caput breve des M. biceps dislozierten Frakturen des Proc. coracoideus operativ versorgt werden [28, 35].

Frakturen des Skapulahalses verlaufen entlang des gelenknahen Collum anatomicum oder des medial des Proc. coracoideus verlaufenden Collum chirurgicum. Stabile, impaktierte und wenig dislozierte Frakturen werden konservativ behandelt. Eine Operationsindikation ergibt sich bei starker Dislokation im Collum anatomicum durch Zug des M. trizeps oder bei instabilen Frakturen des Collum chirurgicum mit begleitender Fraktur der Klavikula und Ruptur der korakoklavikulären Bänder („floating shoulder') [1, 19]. Während diese Kombinationsverletzung bei intakten korakoklavikulären Bändern in der Regel über eine alleinige – technisch einfachere – Klavikulaplattenosteosynthese ausreichend zu stabilisieren ist, erfordert eine zusätzliche Bandzerreißung in der Regel zusätzlich die Skapulahalsstabilisierung.

Um eine *Glenoidfraktur* handelt es sich nur bei etwa jeder 10. Skapulafraktur [25]. Bei größeren Gelenkstufen ist zur Vermeidung einer Inkongruenzarthrose und bei größeren Pfannenrandabbrüchen nach Luxation zur Verhinderung von Reluxationen die operative Sanierung durch offene Reposition und Schraubenosteosynthese anzustreben [20].

Bei den *Kombinationsfrakturen* ist in der Regel die zusätzliche Humeruskopffraktur zu versorgen, falls es sich auch bei der Skapulafraktur um eine entsprechend den vorherigen Ausführungen operationspflichtige Fraktur handelt, ist bei der Wahl des Zuganges auf eine möglichst geringe Schädigung der Blutversorgung des Humeruskopfes zu achten.

■ **Ergebnisse.** Für die Beurteilung des Ausheilungsergebnisses nach einer Skapulafraktur kommen Schulterscores, wie das Bewertungsschema nach Neer [26], Rowe [32] oder Constant [7] zur Anwendung. Bewertet werden Schmerz, Funktion, Bewegung und Anatomie sowie Kraft der verletzten Schulter.

Skapulafrakturen, die konservativ behandelt werden können, lassen in der Regel gute und sehr gute Ergebnisse erwarten [8, 24, 33, 41].

Eine operative Therapie ist nur bei ca. 5% der Schulterblattbrüche erforderlich [40]. In den Berichten über die Ergebnisse nach operativer Versorgung finden sich – bei meist nur geringer Fallzahl – gute und sehr gute Ergebnisse mit nur geringen oder gar keinen Funktionseinschränkungen in 70–90% der Fälle [3, 19, 40].

■ **Begutachtung.** Bei der Nachuntersuchung zu gutachterlichen Zwecken finden die vorgenannten Schulterscores in der Regel keine Anwendung. Die vorzunehmende Einstufung richtet sich im Wesentlichen nach den im Rahmen der Neutral-Null-Methode festgestellten Bewegungsausmaßen (vgl. Tabelle 1). Der vom zu Begutachtenden geschilderte Bewegungs- und Belastungsschmerz der Schulter für sich allein hat wegen der Subjektivität der Intensivität keinen Einfluss auf die Höhe der Einstufung. Nur objektivierbare Verletzungsfolgen, wie periartikuläre Verkalkungen, arthrotische Gelenkflächenveränderungen oder Pseudarthrosen, die mittelbar Beschwerden erklären können, haben Einfluss auf die Beurteilung.

Bei der Inspektion ist zunächst auf die Muskulaturausprägung im Seitenvergleich zu achten. Atrophien des M. deltoideus weisen auf eine Schädigung des N. axillaris, ein Vorspringen der Spina auf eine Schädigung des N. suprascapularis mit konsekutiver Atrophie des M. infra- und M. supraspinatus, z. B. nach dorsaler Frakturstabilisierung, hin.

Die Palpation bei Durchbewegung der Schulter gibt Aufschluss über die Verschiebbarkeit der Skapula auf der Thoraxwand, die Palpation der Vorsprünge der Skapula kann auf fehlverheilte Fortsatzfrakturen hinweisen.

Die Standardröntgendiagnostik bei der Nachuntersuchung von Skapulafrakturen sollte neben der Standardaufnahme im a.-p.-Strahlengang die axiale Aufnahme zur Beurteilung des Glenoids und des Skapulahalses sowie die Skapula-Y-(Tangential)-Aufnahme zur Darstellung des Korakoids, des Akromions und des Korpus in der Seitansicht umfassen.

Differentialdiagnostisch ist bei Frakturen des Akromions ein unfallunabhängig bestehendes Os acromiale in Erwägung zu ziehen, wegen eines in ca. 60% der Fälle beidseitigem Auftreten kann eine Aufnahme der Gegenseite häufig Klarheit schaffen [12, 25].

Klavikulafrakturen

Klassifikation und Therapie.
Brüche des Schlüsselbeines können als Folge eines direkten Traumas, z.B. durch den Sicherheitsgurt beim Autounfall, oder eine indirekte Gewalteinwirkung beim Sturz auf die Schulter oder den abduzierten Arm entstehen. Nach der Radiusfraktur handelt es sich bei der Klavikulafraktur um den häufigsten Knochenbruch [8]. Die typische Frakturlokalisation befindet sich im mittleren Drittel, in etwa 15% ist das laterale Drittel betroffen, eine Fraktur im sternumnahen Klavikuladrittel ist eine Rarität.

Die typische Dislokation der mittleren Klavikulafraktur entsteht durch den Zug des M. sternocleidomastoideus am medialen Fragment nach kranial, die Verkürzung durch den Zug des M. pectoralis major sowie die fehlende knöcherne Abstützung und schließlich durch die Kaudalverlagerung des lateralen Fragmentes durch das Gewicht des Armes.

Frakturen im mittleren Drittel sind in der Regel ausreichend durch Inspektion und Palpation der Fehlstellung sowie Anfertigung einer Standardröntgenaufnahme im a.-p. Strahlengang zu beurteilen. Frakturen im lateralen oder medialen Drittel können zur Abklärung im Einzelfall eine konventionelle Tomografie oder auch Computertomografie erfordern.

Eine spezifische Therapie der *mittleren Klavikulafraktur* ist in aller Regel nicht erforderlich [12, 24], eine geschlossene Reposition [8, 25] wird zwar beschrieben, jedoch nur selten durchgeführt. Auch der noch verbreitete Einsatz eines Rucksackverbandes hat eher den Zweck, dem Patienten das Gefühl einer aktiven Therapie zu vermitteln, als eine Stellungskorrektur oder Heilungsbeschleunigung zu bewirken. Nur bei den seltenen offenen Frakturen, einer drohenden Hautdurchspießung, begleitenden neurovaskulären Verletzungen [2], einer zusätzlichen Skapulafraktur (s.o.) oder der Ausbildung einer symptomatischen Pseudarthrose [4] ist eine offene Reposition und Plattenosteosynthese notwendig.

Die seltene *mediale Klavikulafraktur* stellt bei Dislokation wegen ihrer Auswirkung auf das Sternoklavikulargelenk eine Indikation zur operativen Stabilisierung dar.

Die *laterale Klavikulafraktur* wird als einzige der Klavikulafrakturen weiter klassifiziert. Geläufig sind die Einteilungen nach Neer [27] und im europäischen Raum insbesondere nach Jäger und Breitner [15]. Bei dem Typ I sowohl nach Neer wie auch Jäger und Breitner liegt die Fraktur zwischen dem AC-Gelenk und den unversehrten korakoklavikulären Bändern. Je nach Dislokationsausmaß der in der Regel jedoch stabilen Verletzung kann die Versorgung konservativ oder operativ, z.B in Form einer Zuggurtung oder auch einer Plattenosteosynthese mit temporärer oder ohne Überbrückung des AC-Gelenkspaltes erfolgen. Auch bei dem Frakturtyp II entsprechen sich die beiden Klassifikationen und bezeichnen einen Frakturverlauf im Bereich der teilrupturierten korakoklavikulären Bänder. Aus der meist bestehenden deutlichen Dislokation bei Ruptur der Pars conoidea resultiert ein erhebliches Pseudarthroserisiko, so dass die operative Stabilisierung anzuraten ist [13]. Der Typ III nach Neer bezeichnet die am weitesten lateral gelegene Fraktur mit Beteiligung der Gelenkfläche des AC-Gelenkes, wegen der geringen Größe des lateralen Fragmentes wird hier trotz des Risikos einer späteren AC-Arthrose meist konservativ therapiert. Der Frakturtyp III nach Jäger und Breitner bezeichnet dagegen medial der korakoklavikulären Bänder gelegene Frakturen, die entsprechend den Frakturen des mittleren Drittels behandelt werden. Der Typ IV ist nur bei Jäger und Breitner aufgeführt und beschreibt bei Kindern die seltene Pseudoluxation der lateralen Klavikula aus dem Periostschlauch heraus.

Ergebnisse. Die häufigste Frakturform, der Bruch im mittleren Drittel heilt in aller Regel folgenlos aus. Selbst eine kritische Nachuntersuchung konservativ behandelter deutlich dislozierter Klavikulafrakturen wies in keinem Fall eine wesentliche Bewegungseinschränkung oder einen Kraftverlust im Schultergelenk nach. Berichtet wurde jedoch über 15% Pseudarthrosen, 25% der Patienten verspürten Residualbeschwerden und über 50% beklagten eine kosmetische Beeinträchtigung [14]. Die typischerweise in Verkürzung stehende Klavikulafraktur des mittleren Drittels hat bei einer Verkürzung ab 2 cm ein erhöhtes Pseudarthroserisiko [14], ferner wiesen biomechanische Untersuchungen bei Verkürzung einen erheblich erhöhten Druck des Schlüsselbeines auf das SC-Gelenk nach [37].

Auch von einem insgesamt guten Ausheilungsergebnis ist bei den lateralen Klavikulafrakturen auszugehen. Sowohl die konservativ behandelten stabilen Frakturen als auch die operativ mit einer T-Platte oder PDS-Band versorgten instabilen (Typ II) Frakturen zeigten in einer größeren Nachuntersuchung fast ausschließlich gute und sehr gute funktionelle Ergebnisse [13].

Zurückhaltend ist die Prognose bei Patienten zu stellen, bei denen nach lateraler Klavikulafraktur eine AC-Gelenkarthrose auftrat und durch eine AC-Gelenkresektion behandelt wurde. In einer Nachuntersuchung von mehr als 70 AC-Gelenkresektionen wurde über nur 30% gute Ausheilungsergebnisse berichtet [9], als Grund wird eine symptomatische Instabilität mit Kontakt der Resektionsflächen und erneuter Arthroseausbildung diskutiert [37].

Begutachtung. In der Regel ist bei der gutachterlichen Untersuchung ehemaliger Klavikulafrakturen keine relevante Beweglichkeitseinschränkung des Schultergelenkes im Seitenvergleich festzustellen.

Insbesondere bei schlanken Patienten kann eine deutliche Vorwölbung im ehemaligen Frakturbereich inspektorisch und palpatorisch auffallen. In der durchzuführenden Standardröntgenaufnahme kommt dann ggf. das Ausmaß einer Kallus- oder Stufenbildung zum Ausdruck.

Palpatorisch wird die Stabilität überprüft und auf das Auftreten eines Druckschmerzes geachtet. Zur sicheren Abgrenzung einer vollständigen Frakturdurchbauung von einer – nicht zwangsläufig symptomatischen – Pseudarthrose kann im Einzelfall eine Tomografie erforderlich sein. Das Ausmaß der Instabilität einer Pseudarthrose kann in der aus der Diagnostik einer AC-Sprengung bekannten Wasserträgeraufnahme bestimmt werden.

Die Ausmessung einer Verkürzung nach dislozierter Klavikulafraktur wird durch eine Panoramaaufnahme, auf der beide Seiten abgebildet sind, ermöglicht.

Bei möglicherweise bestehender AC- oder seltener auch SC-Arthrose ergänzen Zielaufnahmen die nicht immer ausreichende Übersichtsaufnahme.

Schließlich wird durch eine orientierende neurologische Untersuchung des Armes der betroffenen Seite eine durch die Fraktur oder den Frakturkallus bedingte Irritation des Plexus brachialis überprüft [2, 14]. (Anhaltswerte für die gutachterliche Einschätzung s. Tabelle 1).

■ Humeruskopffrakturen

■ **Klassifikation und Therapie.** Frakturen und Luxationsfrakturen des proximalen Oberarmes haben eine Häufigkeit von 4–5% aller Frakturen [11, 25]. Es finden sich zwei Häufigkeitsgipfel: zunächst im Kindes-/Jugendalter, typischerweise nach Stürzen vom Baum, Fahrrad oder Pferd und dann erst wieder im höheren Lebensalter meist nach ‚banalen' Stürzen insbesondere des weiblichen Geschlechts.

Bei der Röntgendiagnostik ist die Anfertigung einer weiteren Ebene in Ergänzung zur a.-p.-Aufnahme nicht einfach aber unverzichtbar. Eine transthorakale Aufnahme ist insbesondere bei kräftigen Patienten kaum verwertbar, die axiale Aufnahme kann schmerzhaft sein und birgt die Gefahr der Frakturdislokation in sich, am ehesten bietet sich die Skapulatangentialaufnahme (‚true lateral view') an.

Für die therapeutische Planung der Versorgung einer Humeruskopffraktur ist immer noch die 1934 von Codman [6] entwickelte 4-Teile-Klassifikation von Bedeutung. Hiernach werden 4 mögliche Hauptfragmente einer Humeruskopffraktur unterschieden: Die Kalotte, das Tuberculum majus, das Tuberculum minus und der Schaft. Die Zahl der Fragmente ist in der 6stufigen Klassifikation nach Neer [26] unter zusätzlicher Unterscheidung der Frakturstellung berücksichtigt. Die Klassifikation der Arbeitsgemeinschaft für Osteosynthesefragen (AO) unterscheidet extraartikuläre unifokale Typ A-Frakturen, extraartikuläre bifokale Typ B-Frakturen und intraartikuläre Typ C-Frakturen [24].

Die Einstufung als nicht verschobene Humeruskopffraktur (Typ I n. Neer, Großteil der Typ A Frakturen der AO) ist bei einer Dislokation der Fragmente bis maximal 1 cm und einer Kopfkippung von maximal 45 Grad gebräuchlich. Rund 80% der proximalen Humerusfrakturen sind nach der genannten Definition nicht disloziert und werden in der Regel konservativ behandelt [12, 25].

Bei den Typ B und C Frakturen hängt die Operationsindikation vom Grad der Fragmentverschiebung, der Instabilität und insbesondere vom Alter des Patienten ab. Beim geriatrischen Patienten wird die Mehrzahl dieser Brüche nach anfänglicher, häufig nur 1–2wöchiger Ruhigstellung im Gilchrist- oder Desaultverband frühfunktionell behandelt [42]. Beim jüngeren, beruflich und sportlich aktiven Patienten wird in der Regel die geschlossene, halboffene oder offene Reposition angestrebt. Ziel des Eingriffs ist eine übungsstabile Retention, um frühzeitig mit Bewegungsübungen beginnen zu können, dabei soll durch eine schonende Weichteilbehandlung, Belassen der Fragmente im Verbund und möglichst wenig Osteosynthesematerial die Gefahr einer Kopfnekrose gering gehalten werden. Die anatomische Reposition ist somit nicht immer das oberste Ziel der operativen Behandlung [12]. Die zahlreichen Operationsverfahren bei der Humeruskopffraktur reichen von der perkutanen Kirschnerdrahtosteosynthese [21] über die (kanülierte) Schraubenosteosynthese [31], die Zuggurtung, die Plattenosteosynthese [29], die aufsteigende Bündelnagelung bis zur Humeruskopfresektion und dem endoprothetischen Ersatz [10, 34, 36, 38].

■ **Ergebnisse.** Die genannten Klassifikationen haben prognostische Bedeutung: je höher die Einstufung, desto schlechter fällt das durchschnittlich zu erwartende Ergebnis aus (Scores s. Abschnitt „Ergebnisse", S. 30).

Während bei den meist konservativ behandelten nicht dislozierten 2-Fragmentfrakturen in der Regel ein gutes bis sehr gutes Ergebnis zu erwarten ist [25], ist das Resultat einer 3- oder 4-Fragmentfraktur je nach weiterer Klassifikation nur in 25–80% als gut zu bezeichnen [16, 18, 39]. Zu den schlechten Ausheilungsergebnissen nach Humeruskopfmehrfragmentbrüchen trägt insbesondere die posttraumatische/postoperative Kopfnekrose bei, deren Häufigkeit mit 26–75% [16, 39, Übersicht in 11] angegeben wird. Nur in wenigen Publikationen wird über bessere Ergebnisse berichtet [29, 31]. Die naheliegende Vorstellung, dass eine Luxationsfraktur die Nekroserate einer Mehrfragmentfraktur noch weiter erhöht, konnte in einer vergleichenden Untersuchung nicht bestätigt werden [39].

Die ungünstige Prognose der Mehrfragmentfraktur insbesondere beim älteren Patienten lässt nicht nur an einen sekundären, sondern auch einen primären endoprothetischen Humeruskopfersatz denken. Nachuntersuchungen haben jedoch gezeigt, dass in dieser Alters- und Frakturgruppe sowohl eine konservative funktionelle Therapie als auch ein prothetischer Ersatz durchschnittlich nur eine aktive Abduktions- und Elevationsfähigkeit von ca. 90 Grad erreichen lässt [34, 42].

■ **Begutachtung.** Wie zuvor bei den Skapulafrakturen bereits erwähnt, kommen auch bei der gutachterlichen Nachuntersuchung nur selten die vorgenannten Scores zum Einsatz. Im Vordergrund steht auch hier die Bestimmung der in den einheitlichen Messblättern für die obere Extremität aufgeführten Bewegungsarten und Extremitätenumfänge.

Als wichtige Funktionsgriffe werden die Durchführung des sog. Schürzen- und Nackengriffes überprüft, diese sind nur bei einer kombinierten Retroversion, Innenrotation und Adduktion bzw. Elevation, Außenrotation und Abduktion möglich. Bei Nichterreichen dieser Funktionsgriffe sind dem zu Begutachtenden bereits banale tägliche Verrichtungen wie die Toilettenhygiene und das Frisieren erschwert.

Bei der Untersuchung wird auf Schulterinstabilitäten, insbesondere nach Luxationsfrakturen sowie auf eine Engpasssymptomatik, insbesondere nach Frakturen des Tuberculum majus (knöchernes Impingement) geachtet.

Nach Mehrfragmentfrakturen kann die Beurteilung des Ausheilungsergebnisses außer in der üblichen 60 Grad innenrotierten a.-p.-Aufnahme und der axialen Aufnahme auch im a.-p.-Strahlengang in maximaler Außen- und Innenrotation des Armes (Schwedenstatus) sinnvoll sein. Der anatomischen Humeruskopfstellung entspricht ein Winkel von 135 Grad zwischen Humeruskopf- und Humerusdiaphysenachse.

Entsprechend den nachfolgenden Tabellenwerten liegt in der Regel die Grenzlinie zwischen Ablehnung und Gewährung einer Rente (MdE ≥20 v.H.) bei der Erreichung der Horizontalebene bei Abduktion und Elevation des Armes.

Überblick über die Anhaltswerte der gutachterlichen Einschätzung

Nach Beurteilung der Kausalität zwischen Unfallereignis und festgestelltem qualitativen Schulterschaden unter Berücksichtigung unfallunabhängiger Einflussfaktoren (Vorschaden) [17] stellt sich die (finanziell) entscheidende Frage nach dem ‚quantitativen', in Prozentzahl oder Dezimalbruch auszudrückenden Grad des Gesundheitsschadens.

Die Einstufung richtet sich im Wesentlichen nach der festgestellten Beweglichkeit des verletzten Schultergelenkes/-gürtels.

Nicht als unreflektiert zu übernehmende Bewertung aber als Orientierung bei der letztendlich vorzunehmenden Festlegung eines MdE/GdB-Wertes in der gesetzlichen Unfallversicherung bzw. dem sozialen Entschädigungsrecht oder eines Invaliditätgrades in der privaten Unfallversicherung ist Tabelle 1 [5, 22, 23, 30] hilfreich. Das nicht seltene Begehren des zu Begutachtenden oder seines juristischen Vertreters nach einer höheren Einstufung (möglichst 100%) lässt sich meist durch den Hinweis abschwächen, dass selbst der vollständige Verlust eines Armes im Schultergelenk mit einer MdE/GdB von ‚nur' 80% bewertet wird.

Tabelle 1. MdE/GdB-Sätze und Invaliditätsgrade nach Schulterfrakturen

	MdE/GdB (BG/soz.)	Invalidität (privat)
Versteifung des Schultergelenkes in günstiger Stellung	30%	2/5 Arm
Versteifung des Schultergelenkes in ungünstiger Stellung	40–50%	2/5–2/3 Arm
Schulterbeweglichkeit 0-0-90	20–25%	1/5 Arm
Schulterbeweglichkeit 0-0-120	10–15%	1/10 Arm
Nicht eingerichtete Schultergelenksverrenkung	40%	2/5–3/5 Arm
Geringe Schulterinstabilität, seltenes Ausrenken	10%	1/10 Arm
Rezidivierendes Ausrenken	20–30%	1/5–2/5 Arm
Schlottergelenk	40%	2/5–3/5 Arm
Humeruspseudarthrose, straff	20%	1/5 Arm
Humeruspseudarthrose, schlaff	40%	2/5–3/5 Arm
Schlüsselbeinpseudarthrose, straff	0–10%	0–10%
Schlüsselbeinpseudarthrose, schlaff	20%	20%
Ausfall des N. axillaris	30%	1/4 Arm

Literatur

1. Arts V, Louette L (1999) Scapular neck fractures: an update of the concept of floating shoulder. Injury 30:146–148
2. Barbier O et al. (1997) Injury to the brachial plexus by a fragment of bone after fracture of the clavicle. J Bone Jt Surg 79B:534–536
3. Bauer G et al. (1995) Displaced scapular fractures: indication and long-term results of open reduction and internal fixation. Arch Orthop Trauma Surg 114:215–219
4. Boyer MI, Axelrod TS (1997) Atrophic nonunion of the clavicle. J Bone Jt Surg 79B:301–303
5. Bundesministerium für Arbeit und Sozialordnung (1996) Anhaltspunkte für die ärztliche Gutachtertätigkeit im sozialen Entschädigungsrecht und nach dem Schwerbehindertengesetz. Köllen, Bonn
6. Codman EA (1934) (zit. n. 8) The Shoulder. Todd, Boston
7. Constant CR (1991) Schulterfunktionsbeurteilung. Orthopäde 20:289–294
8. Echtermeyer V, Sangmeister M (1996) Praxisbuch Schulter. Georg Thieme, Stuttgart
9. Eskola A et al. (1996) The results of operative resection of the lateral end of the clavicle. J Bone Jt Surg 78A:584–587
10. Habermeyer P, Schweiberer L (1991) Oberarmkopffrakturen. Konservative und operative Differentialtherapie. Unfallchirurg 94:438–446
11. Habermeyer P, Schweiberer L (Hrsg) (1996) Schulterchirurgie. 2. Aufl, Urban & Schwarzenberg, München
12. Hertel P (Hrsg) (1991) Breitner Chirurgische Operationslehre Band X. Traumatologie 3. Schulter und obere Extremität. Urban & Schwarzenberg, München
13. Hessmann et al. (1997) Therapie und Ergebnisse bei lateralen Klavikulafrakturen. Unfallchirurg 100:17–23
14. Hill JM et al. (1997) Closed treatment of displaced middle-third fractures of the clavicle gives poor results. J Bone Jt Surg 79B:537–539

15. Jäger M, Breitner S (1984) Therapiebezogene Klassifikation der lateralen Claviculafraktur. Unfallheilkunde 87:467–473
16. Jakob RP et al. (1991) Four-part valgus impacted fractures of the proximal humerus. J Bone Jt Surg 73B:295–298
17. Kaiser V (1994) Begutachtung von Schulterverletzungen/Allgemein: Unfallversicherungsrechtliche sowie begutachtungsmethodische Hinweise, mit Prüfschemen. Akt Traumatol 24:65–67
18. Kasperczyk WJ et al. (1993) Die 4-Fragment-Fraktur des proximalen Oberarms. Unfallchirurg 96:422–426
19. Leung KS et al. (1993) Open reduction and internal fixation of ipsilateral fractures of the scapular neck and clavicle. J Bone Jt Surg 75A:1015–1018
20. Leung KS et al. (1993) Operative treatment of displaced intra-articular glenoid fractures. Injury 24:324–328
21. Lill H et al. (1996) Die dislozierte subkapitale Humerusfraktur. Chir Praxis 50:427–438
22. Mehrhoff F, Muhr G (1999) Unfallbegutachtung. 10. Aufl, de Gruyter, Berlin
23. Mollowitz GG (Hrsg) (1993) Der Unfallmann. 11.Aufl., Springer, Berlin
24. Müller ME et al. (Hrsg) (1992) Manual der Osteosynthese. 3. Aufl, Springer, Berlin
25. Mutschler W, Haas N (Hrsg) (1999) Praxis der Unfallchirurgie. Georg Thieme, Stuttgart
26. Neer CS (1970) Displaced proximal humeral fractures. I. Classification and evaluation. J Bone Jt Surg 52A:1077–1089
27. Neer CS (1990) Shoulder Reconstruction. Saunders, Philadelphia
28. Ogawa K et al. (1997) Fractures of the coracoid process. J Bone Jt Surg 79B:17–19
29. Rader CP et al. (1992) Die operative Behandlung dislozierter 3- und 4-Segment-Frakturen des proximalen Humerus. Unfallchirurg 95:613–617
30. Reichenbach M (1995) Invalidität in der privaten Unfallversicherung. Deutscher Anwalt Verlag, Bonn
31. Resch H et al. (1997) Percutaneous fixation of three- and four-part fractures of the proximal humerus. J Bone Jt Surg 79B:295–300
32. Rowe CR (Hrsg) (1988) The Shoulder. Churchill Livingstone, New York
33. Russe F (1976) Behandlungsergebnisse bei Schulterblattbrüchen. Hefte Unfallheilkunde 126:63–66
34. Simank P, Gay B (1993) Erfahrungen mit der Endoprothese bei Oberarmkopftrümmerfrakturen. Akt Traumatol 23:361–365
35. Spormann C et al. (1998) Die isolierte Coracoid-Fraktur – offene Reposition und Osteosynthese. Swiss Surg 4:198–202
36. Szyszkowitz R, Schippinger G (1999) Die Frakturen des proximalen Humerus. Unfallchirurg 102:422–428
37. Teubner E et al. (1991) Kinematische Betrachtung des Schultergürtels und deren Konsequenz auf verbreitete Operationsverfahren. Unfallchirurg 94:471–477
38. Towfigh H et al. (1993) Behandlungsergebnisse nach konservativer und operativer Versorgung von proximalen Oberarmfrakturen. Akt Traumatol 23:354–360
39. Trupka A et al. (1997) Dislozierte Mehrfragmentfrakturen des Humeruskopfes. Unfallchirurg 100:105–110
40. Vécsei V, Dann K (1990) Zur operativen Versorgung von Schulterblattbrüchen. Akt Traumatol 20:277–282
41. Wilber MC, Evans EB (1977) Fractures of the scapula. An analysis of forty cases and a review of the literature. J Bone Jt Surg 59A:358–362
42. Zyto K (1998) Non-operative treatment of comminuted fractures of the proximal humerus in elderly patients. Injury 29:349–352

Diskussion

? 1. Ist der Rucksackverband noch adäquat bei der Klavikulafraktur?

Der Rucksackverband wird in fast allen Lehrbüchern als Mittel der ersten Wahl der konservativen Therapie beschrieben, empfohlen werden Tragezeiten von 4–6 Wochen.

Die beschriebene typische Frakturdislokation ist jedoch mit der vom Patienten auf Dauer tolerierbaren Zugstärke des Rucksackverbandes in der Regel nicht wesentlich zu korrigieren. In der Praxis verzichtet man somit häufig nach einigen Tagen oder auch ganz auf diese ‚Therapieform'.

? 2. Besteht eine Gefahr beim jugendlichen Patienten Epiphysenfugen mit einer medialen Klavikulafraktur zu verwechseln? Wann schließen sich die Epiphysenfugen der Klavikula?

Die Epiphysenfugen können bis in das junge Erwachsenenalter abgrenzbar sein.

Eine Verwechslung mit einer frischen Fraktur ist aufgrund der Schärfe einer Frakturlinie und des ‚weicheren' Spaltes einer Epiphysenfuge eher unwahrscheinlich. Eher möglich ist die Fehldeutung als ältere, noch nicht völlig verheilte Fraktur oder auch Pseudarthrose. Klarheit schafft hier eine Vergleichsaufnahme der in der Regel unverletzten Gegenseite.

? 3. Ist das operative Vorgehen bei der Klavikulafraktur zu empfehlen unter Berücksichtigung der schlechten Narbenbildung und kann die Narbenbildung durch die Wahl der OP-Techniken positiv beeinflusst werden?

Die operative Stabilisierung einer Klavikulafraktur ist eine Ausnahme von der in der Regel indizierten konservativen Therapie, die Indikationen hierfür wurden genannt.

Eine mediale Klavikulafraktur ist nur durch eine Plattenosteosynthese sicher zu stabilisieren, hierzu ist ein mindestens 8–10 cm langer Zugang erforderlich, der entsprechend den Spannungslinien der Haut in der Regel als ‚Säbelhiebschnitt' durchgeführt wird. Aufgrund der Zugbelastung der Haut bei Bewegungen des Schultergürtels zieht sich die Narbe meist breit und ist somit kosmetisch störend.

Versuche der ‚minimal-invasiven' Stabilisierung, wie z. B. eine intramedulläre Auffädelung der Fraktur durch einen K-Draht oder ähnliches führen zwar zu einer kleinen unauffälligen Narbe, begünstigen jedoch aufgrund mangelnder Stabilität die Ausbildung einer Pseudarthrose.

4 Auswirkung von Frakturen am Handgelenk auf die Funktionsfähigkeit der Hand

H. Rieger, D. Wetterkamp, K.-H. Schmidt, U. Joosten

Einleitung

Handgelenksfrakturen betreffen am häufigsten den distalen Radius. Seltener sind Frakturen des Os scaphoideum sowie Frakturen und Luxationen der übrigen Handwurzelknochen, die an dieser Stelle keine Berücksichtigung finden sollen.

Die distale Radiusfraktur ist der *häufigste* Knochenbruch mit einem Anteil von 10 bis 25%, je nach Klinik und Krankengut [25]. Es gibt zahllose Publikationen über diese Verletzung; dies begründet sich auch oder insbesondere durch die Tatsache, dass schlechte Ergebnisse mit entsprechender Auswirkung auf die Funktionsfähigkeit der Hand keine Seltenheit sind.

Entstehung

Nach dem Unfallhergang, nämlich Sturz auf die extendierte oder – seltener – flektierte Hand, werden beim distalen Speichenbruch im Wesentlichen unterschieden
- die als „typisch" oder „klassisch" bezeichnete, häufigere *Extensions*fraktur (Typ Colles bzw. Pouteau) und
- die seltenere *Flexions*fraktur (Typ Smith bzw. Goyrand) [5].

Klinisches Bild und Begleitverletzungen

Das klinische Bild ist durch eine meist deutliche (Hämatom-) Schwellung gekennzeichnet, bei Dislokation besteht eine Deformität des Handgelenkes, meistens mit Verkürzung der Speiche und entsprechender Prominenz der distalen Elle. Die Beweglichkeit ist schmerzhaft eingeschränkt. Eine Krepitation als sicheres Frakturzeichen sollte nicht vom Untersucher ausgelöst werden. Gefühlsstörungen können auf eine Irritation des N. medianus hinweisen, z.B. durch die Dislokation oder im Rahmen eines Kompartmentsyndroms. In der letztgenannten Situation ist die Durchblutung ebenfalls gestört. Radiusfrakturen mit einem offenen Weichteilschaden oder Läsion der A. radialis sind selten.

Verschiedene Begleitverletzungen können – insbesondere, wenn sie übersehen werden – einen erheblichen Einfluss auf die Prognose haben:
- Frakturen oder Luxationsfrakturen der Handwurzelknochen, insbesondere des Scaphoids
- Verletzungen der interkarpalen Ligamente, vor allem die skapholunäre Dissoziation
- Schädigung des ulnokarpalen Kompartiments. Der Abriss des Processus styloideus ulnae ist Zeichen einer Läsion des triangulären fibrokartilaginären Komplexes; dieser wird gebildet aus dem Discus articularis, den Fasern der Sehnenscheide des M. extensor carpi ulnaris, dem ulnaren Kollateralband und einem sog. Meniskushomolog, das aber nicht immer angelegt ist
- Radioulnare Dissoziation
- Frakturen des Radiusköpfchens [5, 11, 31, 41, 43].

Klassifikation

Zahlreiche Klassifikationen gewichten jeweils einzelne Teilaspekte dieser Frakturen, die sowohl extra- als auch intraartikulär lokalisiert sein können. Eine klinisch relevante Klassifikation, aus der sich auch die Therapie und Prognose ableiten lässt, existiert nicht [11, 43]. Besonders populär sind im deutschen Sprachraum die Einteilungen von Frykman sowie der Arbeitsgemeinschaft für Osteosynthesefragen (AO).

Die *Klassifikation nach Frykman* [6] kennt 8 Frakturtypen und berücksichtigt den extra- und intraartikulären Frakturverlauf sowie den Abriss des Proc. styloideus ulnae. Letzterer stellt durch die Beteiligung des triangulären fibrokartilaginären Komplexes eine erhebliche Ausdehnung der Verletzung dar.

Die *Klassifikation der Arbeitsgemeinschaft für Osteosynthesefragen* [23] unterscheidet extra- und intraartikuläre Frakturen. Sie unterteilt 3 Hauptgruppen (A, B und C) und innerhalb dieser Hauptgruppen jeweils 3 Untergruppen. Die Gruppe A beinhaltet die extraartikulären Frakturen. Die Gruppe B umfasst die einfachen intraartikulären Speichenbrüche mit teilweise erhaltener Verbindung zwischen Epi- und Metaphyse. Als C-Frakturen werden intraartikuläre Mehrfragmentbrüche bezeichnet.

Grundsätzlich ist auch eine *Einteilung in stabile und instabile Frakturen* sinnvoll, weil sich daraus wesentliche Konsequenzen für die Therapie und damit Prognose ergeben. Kriterien der Instabilität sind dabei in Anlehnung an Jupiter [12]
- Dorsale Trümmerzone
- Mehrfragmentfraktur

- Verlust der radialen Länge >2 mm
- Dorsalabkippung des peripheren Fragments >20 Grad
- Dorsale oder palmare dislozierte Kantenfragmente
- Assozierte Ulnafraktur
- Radioulnare Instabilität
- Tendenz zur Redislokation

Die wichtigste Komponente ist dabei der Grad der dorsalen Zertrümmerung [5, 11].

Therapie

Es gibt zahlreiche Therapiekonzepte, diese sind abhängig
- vom Ausmaß der Dislokation bzw. Instabilität
- von den Zusatzverletzungen
- von den Ansprüchen des Patienten
- vom Alter des Patienten
- von der Knochenqualität
- bei Polytraumatisierten auch von den Begleitverletzungen.

Keine Behandlungsmethode ist allgemein akzeptiert. Früher galt die distale Radiusfraktur als Domäne der konservativen Therapie im Gips, ggf. nach vorheriger Reposition. Die hohe Zahl unbefriedigender Ergebnisse – insbesondere bei den instabilen Frakturen, die zur (Re-) Dislokation neigen – führte jedoch zu einer Umorientierung im Behandlungskonzept, hin zur operativen Behandlung. Dabei konkurrieren verschiedene Methoden, die teilweise auch miteinander kombiniert werden:
- die Kirschner-Draht-Osteosynthese in perkutaner oder offener Technik mit verschiedenen Modifikationen,
- die interne Osteosynthese nach den Prinzipien der AO, z.B. mit einer Platte oder Schrauben
- die externe Fixation und – seltener –
- die Fixation mit biodegradablen Frakturstiften.
- Ein neuer Trend ist die arthroskopisch gestützte Aufrichtung und Stabilisierung.
- Ein metaphysärer Stauchungsdefekt, der die Ursache eines sekundären Korrekturverlustes ist, kann – zur Vermeidung einer Sinterung – mit (autologem) Knochen oder Knochenersatzstoffen aufgefüllt werden.
- Die Behandlung hat sich nicht allein auf die Behandlung der Radiusfraktur zu beschränken. Vielmehr sind die Begleitverletzungen angemessen zu berücksichtigen. Beispielsweise ist die Notwendigkeit der Refixation eines abgerissenen Proc. styloideus ulnae Gegenstand der Diskussion.

Keine operative Behandlungsmethode bei instabiler distaler Radiusfraktur hat bisher eine eindeutige Überlegenheit gegenüber alternativen Operationsverfahren belegen können. Dagegen ist die Überlegenheit gegenüber der konservativen Behandlung durch vergleichende Untersuchungen dokumentiert [2, 11, 12, 14, 25, 29, 31, 33, 34, 39, 43, 44].

Ergebnisse und Prognose

Die distale Radiusfraktur bedingt eine durchschnittliche Arbeitsunfähigkeit von 68 Tagen [18]. Nach Sammelstatistiken resultiert bei 20 bis 30% der Verletzten eine unbefriedigende anatomische und funktionelle Ausheilung. Die wesentlichen Symptome sind Schmerzen, Bewegungseinschränkung, Kraftminderung und Störung der Ästhetik. Diese können die Lebensqualität der Betroffenen bei fundamentalen Tätigkeiten des alltäglichen Lebens erheblich einschränken, z. B. beim Essen oder bei der Toilettenbenützung [4, 12, 18, 25, 31, 44].

Negative Folgen, die sowohl nach konservativer als auch operativer Therapie auftreten können, sind
- die nicht-anatomische Ausheilung mit Achsenabweichung und Verkürzung der Speiche und dadurch bedingter relativer Verlängerung der Elle (sog. Ellenvorschub), nicht selten bedingt durch eine Redislokation. Die Fehlstellung des distalen Radiusfragmentes beeinflusst sowohl die Kraftübertragung am gesamten Handgelenk als auch die Druckverteilung am Radius. Der Kraftfluss verschiebt sich zum ulnokarpalen Gelenkkompartiment, es kommt zur Druckverlagerung am Radius nach dorsal bei gleichzeitiger Verschmälerung der Belastungszone [28]. Bei einer Radiusverkürzung von 2,5 mm steigt die Ulna-Belastung um den Faktor 2,3 [43]. Darüber hinaus ist die gestörte Ästhetik des Handgelenks in der Bewertung seitens des Patienten nicht zu unterschätzen
- die Einschränkung der Beweglichkeit. Dabei wird die Behinderung der Unterarmdrehbewegung durch Auswirkung einer Fehlstellung auf das distale Radioulnargelenk meistens als gravierender empfunden als die Einschränkung von Dorsalextension und Palmarflexion [28]. Die Bewegungseinschränkung kann aber auch die Fingergelenke sowie das Ellenbogen- und Schultergelenk betreffen [7]
- die Schädigung des ulnokarpalen Komplexes, insbesondere des Discus articularis [28, 37] oder des distalen Radioulnargelenks im Sinne einer Instabilität [37]
- die Auswirkung einer Fehlstellung auf die Handwurzel mit Störung der karpalen Kinematik bis hin zur mediokarpalen Instabilität [28]; die karpale Instabilität kann aber auch bedingt sein durch eine begleitende Bandverletzung im Bereich der Handwurzel, z. B. bei skapholunärer Dissoziation
- die Algodystrophie (Morbus Sudeck), deren Häufigkeit mit bis zu 18% angegeben wird [24]. Hauptursache ist der Schmerz, wobei nicht korrekt angelegte Gipsverbände und häufige Nachrepositionen die wesentliche Rolle spielen [10]

- die Schädigung des N. medianus als die wohl häufigste Komplikation [12]. Die chronische Irritation des N. medianus (spätposttraumatisches Karpaltunnelsyndrom), insbesondere bei Fehlstellung des distalen Radius entsteht
  - durch Druckerhöhung im Karpalkanal,
  - durch direkte Druckschädigung des Nervs an der unphysiologischen Engstelle vor Eintritt in den Karpalkanal oder
  - durch einen chronischen Dehnungsschaden infolge Verlängerung des Weges des N. medianus [12, 28].

  Dieser chronische Schaden des N. medianus ist abzugrenzen von der akuten Schädigung bei einer Radiusfraktur mit einem geschlossenen Weichteilschaden im Sinne eines Kompartmentsyndroms [12]. Die Häufigkeit des Karpaltunnelsyndroms nach distaler Radiusfraktur wird in der Literatur mit bis zu 20% angegeben [31]
- der akzidentelle Knorpelschaden und degenerative Veränderungen im Handgelenksbereich oder im distalen Radioulnargelenk (Arthrose). Hier finden sich in der Literatur Inzidenzen von bis zu 30%, wobei die radiologischen Veränderungen nicht zwangsläufig mit den klinischen Beschwerden korrelieren [12, 20]
- die Ruptur der langen Daumenstrecksehne (Häufigkeit 0,2–0,7% [32]).
- Die ischämische Kontraktur (Volkmann) [12] und
- die Pseudarthrose sind selten [5].

Komplikationen nach operativer Behandlung [2, 25, 33, 39, 44] sind
- die Infektion, nach externer Fixation die Pin tract-Infektion
- die Läsion von anatomischen Strukturen im Operationsgebiet, insbesondere die Läsion des Ramus superficialis des N. radialis, speziell nach perkutaner Bohrdrahtosteosynthese (Häufigkeit 5–7% [15, 24, 36, 38])
- das Implantatversagen (Lockerung, Bruch, Fehllage) [5]
- die kosmetisch oder funktionell störende Narbenbildung [5].

Das *radiologische Ergebnis* kann nach dem anerkannten Klassifikationsschema von Lidström [19] eingestuft werden. Dieses Schema berücksichtigt als wesentliche Kriterien die Dorsalabkippung der Gelenkfläche sowie den Ellenvorschub und unterscheidet zwischen 4 Graden.

Für die Bewertung des *funktionellen Ergebnisses* hat das Schema von Gartland und Werley [8] in der Modifikation nach Sarmiento [35] weite Verbreitung gefunden. Diese Klassifikation unterscheidet zwischen sehr guten, guten, befriedigenden und schlechten Ergebnissen. Berücksichtigt werden dabei subjektive Kriterien (z. B. Schmerzen) und objektive Veränderungen (z. B. die verbliebene Deformität).

Rückschlüsse vom Röntgenbild auf die Funktion sind nicht uneingeschränkt zulässig. Verschiedene Untersuchungen zeigen jedoch, dass folgende Voraussetzungen für ein gutes funktionelles Ergebnis wesentlich sind:

- der vollständige Längenausgleich,
- die Wiederherstellung korrekter Achsenverhältnisse (a.p.- und seitlicher Gelenkwinkel; Normalwerte nach Böhler 30° bzw. 10° [1]) und
- die Rekonstruktion der Gelenkfläche.

Von besonderer Bedeutung ist dabei die Wiederherstellung der radialen Länge [8, 11, 12, 20, 21, 28, 42].

Begutachtung nach distaler Radiusfraktur

Die Begutachtung erfolgt grundsätzlich im Seitenvergleich, wobei daran zu denken ist, dass die bilaterale Radiusfraktur keine Seltenheit ist.

Bei der Erhebung der *Anamnese* gibt man dem Patienten zunächst Gelegenheit, seine Beschwerden und Probleme zu schildern; dann sollten ärztlicherseits gezielt potenzielle Spätfolgen erfragt werden (s. o.). Zu berücksichtigen sind außerdem Vorerkrankungen und vorausgegangene Verletzungen, z. B. eine Skaphoidfraktur, Erkrankungen des rheumatischen Formenkreises, neurologische Erkrankungen, aseptische Nekrose eines Handwurzelknochens. Die funktionelle und soziale Situation ist ebenfalls zu erfassen, z. B. handgelenksbelastende Tätigkeiten.

Die *Inspektion* hat sichtbare Spätfolgen zu erkennen, z. B. die verbliebene Achsabweichung im Sinne eines Ulnavorschubs (sog. Bajonettstellung durch Längenverlust infolge Einstauchung des Radius) oder eine persistierende Dorsalkippung der distalen Speiche (sog. Gabelstellung). Zu achten ist auf Schwellungszustände des Handgelenks oder der gesamten Hand, beispielsweise in der akuten Phase des Morbus Sudeck. Im Spätstadium der letztgenannten Komplikation ist dagegen die Dystrophie auffällig. Die Thenaratrophie weist auf die Läsion des N. medianus hin. Bei einer Ruptur der Sehne des M. extensor pollicis longus fehlt die ulnare Begrenzung der Tabatiere. Narben nach operativer Behandlung können keloidartig imponieren.

Durch die *Palpation* des Handgelenkes und der Hand werden Temperaturunterschiede deutlich; außerdem lässt sich überprüfen, ob ein Ödem „wegdrückbar" ist. Schmerzpunkte werden lokalisiert, z. B. der Druckschmerz ulnokarpal beim sog. Ulna-Impaction-Syndrom bzw. bei Läsion des Discus articularis [28, 37]. Sensibilitätsstörungen können auf ein posttraumatisches Karpaltunnelsyndrom hinweisen. Die iatrogene Läsion des R. superficialis n. radialis wird vom Patienten nicht selten als ausgesprochen quälend empfunden; die Narbe ist meist berührungsempfindlich, einige Patienten tolerieren nicht einmal den lokalen Druck durch die Kleidung, z. B. die Bluse oder das Hemd. Die federnde Elle kann Ausdruck einer radio-ulnaren Instabilität sein.

Die *Funktionsprüfung* beinhaltet die Erfassung der aktiven und passiven Beweglichkeit des Handgelenkes und der Hand (nach der Neutral-Null-Methode). Bei einer Achsabweichung im Sinne einer Dorsalkippung ist die

Palmarflexion eingeschränkt. Posttraumatische Veränderungen im distalen Radioulnargelenk führen zu einer Einschränkung der Umwendbewegungen.

Zur Beurteilung der Funktion der Hand sind die wichtigsten Greifformen einzubeziehen [40], nämlich
- Spitzgriff: zwischen Daumen- und Zeigefingerkuppe
- Feingriff: zwischen Daumen- und Zeigefingerbeere
- Schlüsselgriff: zwischen Daumen und der Daumenseite des Zeigefingers
- Grobgriff/Umfassungsgriff: Zeige- bis Kleinfinger gegen den Handteller gebeugt

Nach einer Ruptur der Sehne des M. extensor pollicis longus resultiert ein beträchtliches funktionelles Defizit: Die Streckfähigkeit im Daumenendgelenk ist aufgehoben, ebenso die Retropulsion, d.h. der Daumen kann nicht über die Mittelhandebene angehoben werden. Größere Gegenstände zu umgreifen ist praktisch nicht möglich.

Die *radiologische Untersuchung* beschränkt sich in der Regel auf Röntgenaufnahmen des Handgelenkes in zwei Ebenen, ebenfalls angefertigt im Seitenvergleich. Achsabweichungen werden erfasst. Die Gelenkwinkel (a.p.- und seitlich) werden gemessen, außerdem der Längenverlust infolge Einstauchung der Speiche [12]. Auf Deformierungen ist zu achten, ferner auf Unregelmäßigkeiten oder Stufenbildungen in der Gelenkfläche, ebenso auf degenerative Veränderungen im Radiokarpal- und distalen Radioulnargelenk. Der nicht-angeheilte Griffelfortsatz der Elle ist manchmal erst unter dem Aufheller zu erkennen; er hat nicht zwangsläufig einen Krankheitswert, kann aber auf eine Problematik im triangulären fibrokartilaginären Komplex hinweisen. Durch Funktionsaufnahmen mit passiver Ulnarduktion und Radialduktion kann eine begleitende skapholunäre Dissoziation aufgedeckt werden, die auf den Übersichtsaufnahmen nicht zwangsläufig erfasst wird. Bei einer Algodystrophie finden sich im Stadium II typische radiologische Veränderungen mit diffus fleckigen Entkalkungen. Im chronisch dystrophen Stadium III entsprechen die röntgenologischen Erscheinungen einer generellen Osteoporose mit homogener Mindermineralisierung [10].

Die Computertomografie ist seltener indiziert, kann aber beispielsweise Inkongruenzen im Bereich des distalen Radioulnargelenks exakt darstellen. Die dreidimensionale Aufarbeitung ermöglicht eine räumliche Vorstellung von einer Fehlstellung [31].

Die Arthrografie sowie die Magnetresonanztomografie spielen bis heute im Rahmen der Begutachtung eine untergeordnete Rolle; der Stellenwert ist abschließend noch nicht zu beurteilen.

Die Arthroskopie gehört ebenfalls nicht zum Standard der Begutachtung. Sie kann intraartikuläre Spätfolgen objektivieren, insbesondere auch eine begleitende karpale Instabilität. Das Verfahren ist aber, da invasiv, seitens des Patienten nicht duldungspflichtig.

In Zukunft sollten auch allgemein anerkannte, valide Bewertungsschemen Eingang in die Begutachtung finden. Für die obere Extremität steht beispielsweise der DASH-Score (Disabilities of Arm, Shoulder, Hand) zur Verfügung. Diese Score wurde von der American Academy of Orthopedic Surgeons (AAOS) entwickelt und zwischenzeitlich ins Deutsche übersetzt [9].

Anhaltswerte für die Einschätzung

Die Einschätzung der Unfallfolgen hat, wie erwähnt, die Funktion der Hand zu berücksichtigen, d.h. sekundäre Funktionsstörungen im Bereich der Langfinger und des Daumens sind ebenfalls zu bewerten. Die Unterscheidung zwischen Arbeits- und Beihand bzw. Hilfshand ist dabei in der neueren Literatur, der auch die Rechtssprechung folgt, aufgegeben worden [22, 40].

Bundesweit werden allein bei den gewerblichen Berufsgenossenschaften (*gesetzliche Unfallversicherung*) pro Jahr 7600 Speichenbrüche registriert. Hieraus resultieren fast 1900 Rentenzahlungen, das entspricht einer Häufigkeit von 25%. Bei den C3-Frakturen nach der AO-Klassifikation steigt dieser Wert auf 70% an [18]. Mehrhoff und Muhr [22] geben als Richtwerte folgende Rentensätze für die Minderung der Erwerbsfähigkeit (MdE) an; diese Werte stellen jedoch keine verbindlichen Normen dar. Die Gesamtbeurteilung der Schädigungsfolgen hat sich an dem Richtwert für den Verlust einer Hand, nämlich 60 v. H., zu orientieren:

- Aufhebung der Unterarmdrehbewegungen je nach Stellung   20–40 v. H.
- Speichenbruch mit Achsenabknickung und   10 v. H.
  Einschränkung der Handgelenksbewegungen
  um insgesamt 40 Grad
- Speichenbruch mit erheblicher Achsenabknickung   30 v. H.
  und Einschränkung der Handgelenksbewegungen
  um insgesamt 80 Grad
- Versteifung des Handgelenks in Nullstellung   30 v. H.
  0/0/0 Grad oder 10/10/10 Grad
- Versteifung des Handgelenks in Beugung oder   40 v. H.
  Überstreckung von je 45 Grad
- Versteifung des Handgelenks infolge von Veränderungen   30 v. H.
  an den Handwurzelknochen
  (sekundär-arthrotische Veränderungen)
- Lähmung/Teillähmung des N. medianus   30–35 v. H.
  (in Abhängigkeit von der Höhe der Schädigung)
- Lähmung/Teillähmung des N. radialis   25–30 v. H.
  (in Abhängigkeit von der Höhe der Schädigung)
- Funktionsstörungen im Bereich der Langfinger   10–25 v. H.
  und des Daumens, z.B. Versteifung
  oder stärkere Beuge- oder Streckhemmung

Ähnliche Werte für die MdE bzw. den GdB finden sich in dem vom Bundesministerium für Arbeit und Sozialordnung herausgegebenen Werk „Anhaltspunkte für die ärztliche Gutachtertätigkeit im sozialen Entschädigungsrecht und nach dem Schwerbehindertengesetz" [3].

Für die *private Unfallversicherung* werden von Reichenbach [30] folgende Einschätzungsempfehlungen im Rahmen der Gliedertaxe genannt:

- Versteifung des Handgelenkes in Streckstellung   3/10 Arm
- Versteifung des Handgelenkes in Beugung oder   1/3 Arm
  Streckung von 45 Grad und mehr
- Versteifung des Handgelenkes in günstiger   2/10 Arm
  Gebrauchsstellung (Streckung/Beugung 10/10/0 Grad)
- mittelgradige Bewegungshemmungen aller Langfinger   3/10 Hand
- Lähmung (komplett) des N. medianus   1/3 Arm

Therapeutische Konsequenzen aus der Begutachtung

Nach dem Motto „*Rehabilitation geht vor Rente*" sollte der Gutachter bei einer festgestellten Schädigung Empfehlungen zur Verbesserung des Behandlungsergebnisses geben.

Bewegungseinschränkung und Kraftminderung können auf Defizite in der Nachbehandlung hinweisen und eine gezielte physikalische Therapie erfordern [5]. Bei fehlverheilter Fraktur sollte eine frühzeitige Korrektur der Fehlstellung erfolgen [5, 20, 28]. Das ulnare Handgelenkskompartiment kann durch eine Dekompressionsosteotomie des Ellenkopfes entlastet werden, wenn die distale Radiusfraktur ohne Achsenfehlstellung, aber mit einem Längenverlust ausgeheilt ist [27]. Daneben stehen weitere druckentlastende Verfahren beim Ulna-Impaction-Syndrom zur Verfügung [16]. Zum therapeutischen Repertoire gehört auch die arthroskopische Chirurgie des Handgelenkes, z.B. bei einer Diskusläsion [16, 34, 41].

Die Therapieempfehlungen bei der Algodystrophie (Morbus Sudeck) sind vielfältig, die Behandlung erfolgt je nach Stadium und kann nicht selten nur Teilerfolge erzielen [10].

Ist eine schmerzhafte Handgelenksarthrose eingetreten, so sind entweder die Denervierung bei noch relativ guter Beweglichkeit [20] oder die Arthrodese bei erheblich eingeschränkter Beweglichkeit zu empfehlen [13, 20]. Bei der Arthrose im distalen Radioulnargelenk kann die distale Ellensegmentresektion mit Arthrodese des distalen Radioulnargelenkes nach Kapandji-Sauvé durchgeführt werden [26].

Beim posttraumatischen Karpaltunnelsyndrom ist nicht immer die Spaltung des Retinaculum flexorum die Therapie der Wahl; bei einer relevanten Fehlstellung kann die alleinige Radiuskorrekturosteotomie ohne Spaltung des Retinaculum flexorum die Schädigung des N. medianus erfolgreich behandeln [17]. Bei einer Schädigung des sehr empfindlichen oberflächlichen

Astes des N. radialis können die Neurolyse, die Neuromresektion, die Nervennaht oder die Nerventransplantation die z. T. heftigen Beschwerden vermindern [31]. Die Ruptur der Sehne des M. extensor pollicis longus wird mit einer Transposition der Sehne des M. extensor indicis proprius erfolgreich behandelt [32].

Zusammenfassung

Handgelenksfrakturen betreffen im Wesentlichen den distalen Radius und können, auch bei adäquater Behandlung, vielfältige Schädigungsfolgen bezüglich der Funktionsfähigkeit der Hand hinterlassen. Handchirurgische Kenntnisse sind die Voraussetzung für die Begutachtung einer Verletzung, bei der die Beteiligung des Knochens lediglich ein Teilaspekt ist.

Literatur

1. Böhler L (1953) Die Technik der Knochenbruchbehandlung, Band 1. Maudrich, Wien
2. Brug E (1995) Frakturen des distalen Radius. In: Brug E, Rieger H, Strobel M (Hrsg) Ambulante Chirurgie – Lehrbuch und Atlas für das ambulante Operieren. Dritte Auflage. Deutscher Ärzte-Verlag, Köln, S 100–104
3. Bundesministerium für Arbeit und Sozialordnung (1996) Anhaltspunkte für die ärztliche Gutachtertätigkeit im sozialen Entschädigungsrecht und nach dem Schwerbehindertengesetz. Köllen, Bonn
4. Cooney WP III, Dobyns JH, Linscheid RL (1980) Complications of Colles' fractures. J Bone Joint Surg 62-A:613–619
5. Dresing K, Stürmer KM (1999) Distale Radiusfraktur. In: Stürmer KM (Hrsg) Leitlinien Unfallchirurgie der Deutschen Gesellschaft für Unfallchirurgie. Thieme, Stuttgart New York, S 84–97
6. Frykman G (1967) Fracture of the distal radius including sequelae, shoulder-hand-finger syndrome, disturbance in the distal radio-ulnar joint and impairment of nerve function. Acta Orthop Scand Suppl 108
7. Frykman GK, Nelson EF (1990) Fractures and traumatic conditions of the wrist. In: Hunter JH, Schneider LH, Mackin EJ, Callahan AD (Hrsg) Rehabilitation of the hand: surgery and therapy. Mosby, St. Louis Baltimore Philadelphia Toronto, S 267–283
8. Gartland JJ, Werley CW (1951) Evaluation of healed Colles fractures. J Bone Joint Surg 33A:895–907
9. Germann G, Wind G, Harth A (1999) Der DASH-Fragebogen – Ein neues Instrument zur Beurteilung von Behandlungsergebnissen an der oberen Extremität. Handchir Mikrochir Plast Chir 31:149–152
10. Grünert J, Stedtfeld H-W (1995) Morbus Sudeck. In: Brug E, Rieger H, Strobel M (Hrsg) Ambulante Chirurgie – Lehrbuch und Atlas für das ambulante Operieren. Dritte Auflage. Deutscher Ärzte-Verlag, Köln, S 166–169

11. Joosten U, Joist A, Frebel T, Rieger H (1999) Die Behandlung instabiler distaler Radiusfrakturen mit einem transartikulären Fixateur externe. Ergebnisse einer Langzeitbeobachtung. Chirurg 70:1315-1322
12. Jupiter JB (1991) Fractures of the distal end of the radius. J Bone Joint Surg 73-A:461-469
13. Kalb K, Ludwig A, Tauscher A, Landsleitner B, Wiemer P, Krimmer H (1999) Behandlungsergebnisse nach operativer Handgelenkversteifung. Handchir Mikrochir Plast Chir 31:253-259
14. Klein W, Dée W (1992) Erste Erfahrungen mit einem neuen Handgelenkfixateur zur Behandlung distaler Radiusfrakturen. Handchir Mikrochir Plast Chir 24:202-209
15. Knirk JL, Jupiter JB (1986) Intra-articular fractures of the distal radius in young adults. J Bone Joint Surg 68-A:647-659
16. Krimmer H, Tränkle M, Schober F, van Schoonhoven J (1998) Ullna-Impaction-Syndrom – Therapie: Druckentlastende Verfahren am Ellenkopf. Handchir Mikrochir Plast Chir 30:370-374
17. Kwasny O, Schabus R, Fuchs M (1991) Die Korrekturosteotomie zur Behandlung des Karpaltunnelsyndroms bei in Fehlstellung verheilter distaler Radiusfraktur. Unfallchirurg 94:478-481
18. Leuftink D, Wentzensen A (1999) Ergebnisse des Modellprojekts „Körperferne Speichenbrüche" und deren Bedeutung für die Praxis aus der Sicht des Projektträgers und aus ärztlicher Sicht. Trauma Berufskrankh 1, Suppl I:13-21
19. Lidström A (1959) Fractures of the distal end of the radius. Clinical and statistical study of the end results. Acta Orthop Scand Suppl 41
20. Martini AK, Fromm B (1991) Die sekundäre Arthrose des Handgelenkes bei in Fehlstellung verheilter und nicht korrigierter distaler Radiusfraktur. Handchir Mikrochir Plast Chir 23:249-254
21. McQueen M, Caspers J (1988) Colles' fracture: Does the anatomical result affect the final function. J Bone Joint Surg 70-B:649-651
22. Mehrhoff F, Muhr G (1999) Unfallbegutachtung. De Gruyter, Berlin New York
23. Müller ME, Nazarian S, Koch P, Schatzker J (1990) The comprehensive classification of fractures of long bones. Springer, Berlin Heidelberg New York
24. Nonnenmacher J, Neumeier K (1987) Intrafokale Verdrahtung bei Handgelenkfrakturen. Handchir Mikrochir Plast Chir 19:67-70
25. Oestern H-J (1988) Distale Radiusfraktur. Orthopäde 17:52-63
26. Pechlaner S, Sailer R (1993) Die Arthrodese des distalen Radioulnargelenks mit Segmentresektion aus der Elle. Operationsverfahren nach Kapandji-Sauvé. Operat Orthop Traumatol 5:48-59
27. Pechlaner S (1998) Entlastung des ulnaren Handgelenkkompartimentes durch Dekompressionsosteotomie des Ellenkopfes. Handchir Mikrochir Plast Chir 30:375-378
28. Prommersberger K-J, Lanz U (1999) Biomechanik der fehlverheilten distalen Radiusfraktur. Handchir Mikrochir Plast Chir 31:221-226
29. Rappold G, Poigenfürst J (1997) Soll ein knöcherner Ausriss des Ellengriffelfortsatzes bei Speichenbrüchen refixiert werden? Handchir Mikrochir Plast Chir 29:234-237
30. Reichenbach M (1995) Invalidität in der privaten Unfallversicherung. Deutscher AnwaltVerlag, Bonn
31. Reill P, Kruft St (1993) Diagnostik und Behandlung der Begleitverletzungen und Folgeschäden bei distalen Radiusfrakturen. Chirurg 64:899-906
32. Rieger H, Winckler St, Klein W, Brug E (1997) Die Ruptur der Sehne des M. extensor pollicis longus als Komplikation der distalen Radiusfraktur. Akt Traumatol 27:16-18

33. Rieger H, Klein W, Dée W, Brug E (1997) Behandlung und Prognose der distalen Radiusfraktur. Akt Traumatol 27:61–63
34. Rose S, Frank J, Marzi (1999) Diagnostische und therapeutische Bedeutung der Arthroskopie bei der distalen Radiusfraktur. Zentralbl Chir 124:984–992
35. Sarmiento A, Pratt GW, Berry NC, Sinclair WF (1975) Colles' fractures. Functional bracing in supination. J Bone Joint Surg 57-A:311–317
36. Schmit-Neuerburg KP, Weiss H, Oestern H-J (1980) Die Bohrdrahtosteosynthese. Hefte Unfallheilk 148:70–80
37. Schoonhoven J van, Lanz U (1998) „Rund um den Ellenkopf": Verletzungsmuster und Klassifikationen. Handchir Mikrochir Plast Chir 30:351–360
38. Seligo W, Mach J (1980) Versorgung der distalen Speichenbrüche mit Bohrdrähten und gekreuzten Gewindebohrdrähten. Hefte Unfallheilk 148:80–84
39. Siebert HR (1997) Distale Radiusfrakturen an typischer Stelle: Behandlungsverfahren. Akt Traumatol 27:7–15
40. Spohr H, Rompe G (1996) Vorschläge zur MdE-Bewertung nach Aufhebung der Unterscheidung zwischen Arbeits- und Beihand. In: Hierholzer G, Kunze G, Peters D (Hrsg) Gutachtenkolloquium 11. Springer, Berlin Heidelberg New York, S 153–162
41. Strobel M, Neumann H-S, Eichhorn J (1995) Arthroskopie des Handgelenkes. In: Brug E, Rieger H, Strobel M (Hrsg) Ambulante Chirurgie – Lehrbuch und Atlas für das ambulante Operieren. Dritte Auflage. Deutscher Ärzte-Verlag, Köln, S 248–272
42. Tang JB, Ryu J, Kish V, Wearden S (1997) Effect of radial shortening on muscle length and moment arms of the wrist flexors and extensors. J Orthop Res 15:324
43. Trumble TE, Hanel DP, Berger RA (1998) Intra-articular fractures of the distal aspect of the radius. J Bone Joint Surg 80-A:582–600
44. Tscherne H, Jähne J (1990) Aktueller Stand der Therapie der distalen Radiusfraktur. Unfallchirurg 93:157–164

Die untere Extremität

5 Die Hüftkopfnekrose nach Unfällen am Hüftgelenk – Was ist die Konsequenz?

C. Götze

Einleitung

Die ischämische Nekrose des Schenkelhalskopfes ist eine Erkrankung des Hüftgelenkes, bei welcher es als Folge von Traumen, Infektionen oder ungeklärter Ätiologie zu einem Absterben von wechselnd großen Bezirken von Knochengewebe kommt. Dies führt meist zum Zusammenbruch der Knochenstruktur [7, 10, 13, 26].

Hüftkopfnekrose nach Trauma

Bei der Begutachtung posttraumatischer Hüftkopfnekrosen muss berücksichtigt werden, welcher Unfallmechanismus hierbei vorgelegen hat. Schwierig wird die gutachterliche Klärung dann, wenn von dem betroffenen Patienten angegeben wird, in der zurückliegenden Zeit ein Unfallgeschehen erlitten zu haben, wodurch es zu der Nekrose gekommen ist. Es gilt zu prüfen, ob seine Forderung gerechtfertigt ist, die Erkrankung des Hüftkopfes als Unfallfolge anzuerkennen (Kausalitätsbeurteilung) [30].

Posttraumatische Hüftkopfnekrose

Die Nekrose des Hüftkopfes nach Traumen ist in ihrer Pathogenese als Verletzung des zuführenden Gefäßsystems hinreichend beschrieben worden [1, 3, 6, 17, 43, 44]. Hüftkopfluxationen, Azetabulumfrakturen-, Beckenfrakturen und Frakturen am proximalen Femur können zu einer Hüftkopfnekrose führen [1, 3, 6, 33, 43, 44].

Bei der traumatischen Hüftkopfluxation von Erwachsenen, wird laut Angaben von Rüter (1995) im weiteren Verlauf bei ca. 25% der betroffenen Patienten eine Osteonekrose des Hüftkopfes diagnostiziert. Mit dem Auftreten einer Hüftkopfnekrose ist bis zu 5 Jahren nach dem Unfall zu rechnen [32]. Die Entstehung einer posttraumatischen Hüftkopfnekrose ist vor allem abhängig von der Dauer des Luxationszustandes [6, 32]. Durch die Luxation kann es zur Zerreißung extraossärer Gefäße entlang der rupturierten Gelenkkapsel und des Lig. capitis femoris kommen [6, 17, 32]. Die überwiegenden Gefäße sind zunächst nur aufgrund von Kompression, Zug oder Gefäßspasmen in ihrem Zufluss eingeschränkt [17]. Schlickewei (1992) konnte herausstellen, dass bei frühzeitiger Reposition gute Langzeitergebnisse mit nur geringen Komplikationen möglich sind [35]. Diesen Angaben widersprechen Untersuchungen von Dreinhöfer (1994), welcher in einer Multizenterstudie 50 Patienten nach primärer Hüftluxation und Reposition innerhalb von 3 Stunden in einem Langzeitverlauf von durchschnittlich 8 Jahren verfolgen konnten [6]. Sie konnten neben anderen Komplikationen bei 6 Patienten im Verlauf eine Osteonekrose des Hüftkopfes diagnostizieren. Entscheidende Faktoren sind die Schwere der Verletzung und Richtung der Luxation. Vor allem bei posterior-superiorer Luxation kam es zu einem gehäuften Auftreten einer Kopfnekrose [6].

Bei der posttraumatischen Osteonekrose des Hüftkopfes nach Luxation zeigt sich eine deutliche Diskrepanz zwischen dem ersten Anzeichen klinischer Beschwerden und dem nativradiologischen Beweis der Veränderungen. Kernspintomografische Untersuchungen werden zur frühzeitigen Diagnostik empfohlen [20, 22, 32].

Rommens (1999) berichtet in einer Übersichtsarbeit der Azetabulumfrakturen über Gefahren und Komplikationen im posttraumatischen Verlauf [29]. Die Gefahr der Hüftkopfnekrose ist in Abhängigkeit von Art und Umfang der Fraktur deutlich erhöht. Begleitende Luxationsfrakturen des Hüftkopfes erhöhen das Risiko signifikant und erfordern vor allem beim älteren Patienten oft einen sofortigen künstlichen Hüftgelenkersatz [29]. Baumgaertner (1999) konnte durch eigene Untersuchungen die Gefahr der Entwicklung einer Hüftkopfnekrose nach Fraktur des hinteren Azetabulumspfeiler mit 5–8% angeben [3]. Leuteneggers (1999) Untersuchungen zeigen, dass nach bestehender Azetabulumfraktur von 51 Patienten sich in 3 Fälle (5,9%) eine Hüftkopfnekrose entwickelte [18].

Swintowski (1994) empfiehlt in einer Übersichtsarbeit der Schenkelhalsfrakturen in Abhängigkeit zur Frakturform die endoprothetische Versorgung ab dem 75 Lebensjahr. Diese Empfehlung erfolgt unter Berücksichtigung des biologischen Alters [44]. So gewinnt der Patient in kürzester Zeit seine Mobilität zurück (Schippinger 1992) [34].

Die Komplikation der Femurkopfnekrose nach medialer Schenkelhalsfraktur des jungen Patienten wird in etwa 30% der betroffenen Patienten diagnostiziert [23, 31, 32, 44]. Für die unterschiedliche Häufigkeit der Kopfnekrose werden folgende Faktoren verantwortlich gemacht [23, 31, 32, 39, 44]:
- Frakturebene
- Dislokationsgrad
- Intrakapsuläres Hämatom
- Latenzzeit bis zur Reposition
- Art und Lage des eingebrachten Osteosynthesematerials

Schon 1965 konnten Sevitt u. Thompson herausstellen, dass das Risiko einer avaskulären Nekrose des Hüftkopfes mit dem Grad der Dislokation assoziert [39]. Durch posttraumatische hüftangiografische Untersuchungen konnte sie vor allem eine Verletzung der lateralen Epiphysengefäße, welche aus den Aa. circumflexae femoris medialis hervorgehen und bis zu 4/5 des Hüftkopfes versorgen, herausstellen.

Die Diagnostik der posttraumatischen Hüftkopfnekrose ist häufig durch die Lage und Art des eingebrachten Osteosynthesematerials erschwert. Aus diesem Grund ist im Frühstadium eher die Szintigrafie das aussagekräftigere Verfahren [44]. Durch Technetium-szintigrafische Untersuchungen konnte Strömqvist (1983) das Risiko der Entwicklung einer Hüftkopfnekrose bestimmen. In Abhängigkeit der Aufnahme des Technetiums innerhalb der ersten 2–3 Wochen posttraumatisch konnte er mit einer Wahrscheinlichkeit von 84% das Risiko der Entwicklung einer Hüftkopfnekrose vorraussagen [43]. Interessant sind Untersuchungen von Rubinstein u. Beals (1993), die eine Gruppe von 31 jungen Patienten (Durchschnittsalter 26,3 Jahre) mit posttraumatischer Hüftkopfnekrose nach medialer Schenkelhalsfraktur untersuchten [31]. Sie konnten herausstellen, dass die Durchschnittszeit bis zur diagnostizierten Kopfnekrose 19,1 Monate betrug [31].

Während bei den medialen Schenkelhalsfrakturen die Osteonekrose des Hüftkopfes eine häufige Komplikation darstellt, wird sie bei den proximalen sowie subtrochantären Oberschenkelfrakturen nur selten beschrieben [1, 2, 21, 31]. Betroffen sind dabei hauptsächlich Kinder und Jugendliche nach Marknagelversorgung von proximalen Oberschenkelfrakturen [21]. Bei persistierenden Beschwerden nach operativ versorgter intertrochantärer Fraktur ist eine avaskuläre Osteonekrose des Hüftkopfes auszuschließen [1]. Braune beschreibt in seiner Kasuistik (1999) erstmalig die Osteonekrose des Hüftkopfes als mögliche Komplikation nach subtrochantärer Fraktur. Trotz sofortiger Frakturreposition und Plattenosteosynthese kam es ein Jahr posttraumatisch zu einer Hüftkopfnekrose [2].

Die Anerkennung einer posttraumatischen Hüftkopfnekrose als Unfallfolge erfordert die typischen radiologischen Veränderungen von Frakturen im Bereich des Beckens oder des proximalen Femurs um eine traumatische Ursache für die Entwicklung der Nekrose anzuerkennen [13]. Auch bei optimaler primärer Therapie ist die Entwicklung einer Schenkelkopfnekrose ein bestehendes posttraumatisches Risiko sowohl beim jungen als auch beim alten Patienten und muss somit im Rahmen der sozialmedizinischen Begutachtung als Folgeschaden berücksichtigt werden. Schwierig wird die Begutachtung der posttraumatischen Hüftkopfnekrose bei reinen Kontusions- oder Distorsionsverletzungen des Hüftgelenkes. Ist eine ärztlich attestierte Kontusion mit nachfolgenden Hämatom ausreichend für die Anerkennung eines posttraumatischen Schadens? Die Beantwortung dieser Frage bleibt aufgrund der nicht vollständig bekannten Pathogenese hypothetisch. Bedenkt man jedoch in wieviel Prozent sich bei den oben genannten schwerwiegenden Verletzungen sich eine Hüftkopfnekrose entwickelt, so scheint es äußerst unwahrscheinlich, dass sich nach diesen „Bagatellschaden" eine Osteonekrose des Hüftkopfes entwickelt.

Grundsätzlich müssen bei jeder Begutachtung eine vorbestehende idiopathische Osteonekrose, sowie prädisponierende Faktoren bei der Zusammenhangsbeurteilung berücksichtigt werden. Es ist daher anhand der bisher in der Literatur zusammengestellten Mitteilung zur Pathogenese der idiopathischen Hüftkopfnekrose zu überprüfen, inwieweit Zusammenhänge gutachterlich bestätigt oder abgelehnt werden können.

Idiopathische Hüftkopfnekrose

Entscheidend ist bei der Zusammenhangsbeurteilung der posttraumatischen Hüftkopfnekrose die Abgrenzung zwischen primär idiopathischer oder sekundärer posttraumatischer Schenkelkopfnekrose. Mit zu berücksichtigen ist der Umstand des Anlageleidens, dass andere Faktoren für die Ausbildung einer ischämischen Knochennekrose verantwortlich sein können [30] (Tabelle 1).

■ **Historisches.** Freund (1926) vermutete erstmals eine Zirkulationsstörung als Ursache der Hüftkopfnekrose [8]. Damit ergab sich grundsätzlich die Frage nach der Lokalisation der Gefäßläsion, bzw. der Durchblutungsstörung. Chandler (1948) vermutete sie in dem arteriellen Gefäßschenkel und deutete die Erkrankung „coronary disease of the hip", als Knocheninfarkt [5]. Im deutschsprachigen Raum konnte Hipp (1968) diese Vermutungen der Gefäßveränderung in der Art. circumflexae femoris medialis und in den lateralen Epiphysengefäßen durch hüftangiografische Untersuchungen bestätigen [12]. Neben der arteriellen Störung hielt Chandler eine venöse Abflussbehinderung für möglich, die im Zusammenhang mit pathologischen intraossären Druckverhältnissen stehen [5]. In den darauffolgenden Jahren konnten vor allem durch epidemiologische Untersuchungen von Patterson (1964) und Merle d'Aubignè (1965) prädisponierende Faktoren für die Erkrankung herausgestellt werden [19, 23].

Tabelle 1. Ätiologische Faktoren bei ischämischer Knochennekrose

■ Traumen
■ Steroidtherapie
■ Alkoholabusus
■ Caisson- oder Taucherkrankheit
■ Hämoglobinopathien (Sichelzellanämie)
■ Gaucher-Krankheit
■ Ionisierende Bestrahlung
■ Gicht

■ **Epidemiologie.** Im Gegensatz zu den posttraumatischen Hüftkopfnekrosen, die in jedem Lebensalter auftreten können, tritt die primär idiopathische Osteonekrose des Hüftkopfes bevorzugt zwischen dem 35. und dem 45. Lebensjahr auf [13, 26, 36]. Castro u. Harris (1999) haben in Ihrer Untersuchung von 170 betroffenen Patienten herausgestellt, dass das typische Alter bei 40 Jahren liegt [4]. Dabei waren Männer in einem Verhältnis von ca. 4:1 gegenüber den Frauen betroffen [4]. Bei 107 Patienten mit idiopathischer Hüftkopfnekrose konnten Stöcker et al. (1997) sogar ein Verhältnis von 9:1 feststellen [42]. Die Erkrankung, welche sich im Allgemeinen langsam entwickelt, kann innerhalb kürzester Zeit progredient fortschreiten und tritt in bis zu 70% der Betroffenen beidseits auf [13]. Bei der gutachterlichen Untersuchung ist neben dem Geschlechtsverhältnis, Alter des Patienten und die kontralaterale Gegenseite zu berücksichtigen.

■ **Pathogenese.** Aufgrund fehlender Informationen der primären Stadien der idiopathischen Hüftkopfnekrose wird die Pathologie weiterhin kontrovers diskutiert [5, 9, 10, 26, 33]:

Die Durchblutung des Hüftkopfes wird vornehmlich von zwei aus der Arteria femoralis stammenden Blutgefäßen gewährleistet [39]. Zunächst wurde eine Unterbrechung der arteriellen Strombahn als Auslöser der Erkrankung angenommen [13]. Remagen (1990) hingegen sieht aufgrund des schubweisen Verlaufes eine primäre Schädigung im venösen Schenkel des Kreislaufes [26]. Dies begründet er vor allem aufgrund des wechselnden intraossären Druckverlaufes. Die intraossäre Hypertension, welche von zahlreichen Autoren gemessen wurde [7, 45, 46] bedingt einen Kollaps der Sinusoide mit Schwellung des Fettmarks. Intravaskuläre Ödeme verstärken die Symptomatik [40]. Zelluläre zytotoxische Faktoren führen zu einer Nekrose des Knochens mit nachfolgenden Abbau der trabekulären Knochensubstanz [15].

Makroskopische Befunde zeigen einen charakteristischen Verlauf der Hüftkopfnekrose. Da der Gelenkknorpel durch Diffusion aus der Synovia ernährt wird, bleibt dieser auch bei ausgedehnten Nekrosen des subchondralen Knochens zunächst vital und in seiner regulären Form erhalten. Die Nekrose des subchondralen Knochens zeigt sich überwiegend an typischer Lokalisation am ventrolateralen Rand der Belastungszone. Diese Lokalisation ist zum einen durch die verstärkte Belastung, zum anderen durch die primär prekäre Kreislaufsituation der Epiphyse bedingt [20, 22, 28]. Das klassische Bild im fortgeschrittenen Stadium ist die vermehrte Knochendichte (Sklerose) im Röntgenbild. In bestimmten Projektionen kann eine tangentiale Fraktur unmittelbar unter der Kopfoberfläche gesehen werden („crescent sign") [13, 20, 40]. Diese ist nach Angaben von Solomon (1990) in 60% positiv. Die vom Knochen abgelöste Knorpelkappe wird durch die normale Belastung des Schenkelkopfes einer verstärkten Walk- und Scherbelastung ausgesetzt. Hierdurch kommt es zu einer beschleunigten Entwicklung von degenerativen Veränderungen, vorerst an der oberflächlichen Schicht des Knorpels, wie man sie auch bei der primären Arthrose findet.

Überlastung der Knorpelstruktur führt zu einem Abriss des Knorpels, der sich unter Umständen um die gesamte Knorpelkappe fortsetzen kann. Der nekrotische Knochen, welcher im Gegensatz zu den Verhältnissen bei der primären Arthrose, kaum von reparativen Umbauprozessen geschützt wird ist in relativ kurzer Zeit an typischer Stelle zerstört und abgetragen [26]. Die sekundäre Arthrose ist dann von einer primären nur durch das wesentlich größere Ausmaß an Knochenverlust an der Belastungszone zu unterscheiden [20]. Sowohl die idiopathische als auch die posttraumatische Nekrose lassen sich weder in ihrem Verlauf noch in ihrer Lokalisation unterscheiden. Während hingegen die posttraumatische Osteonekrose durch eine extraossäre Gefäßstörungen bedingt ist, liegt der pathologische Befund der idiopathischen Nekrose intraossär [13].

Idiopathische Hüftkopfnekrose bei prädisponierenden Erkrankungen

Besteht bei der Begutachtung Anlass zur Annahme eines direkten Zusammenhanges einer prädisponierenden Erkrankung und der entstandenen Hüftkopfnekrose, so ist es vorab erforderlich, diesen Zusammenhang in allen bedeutsamen Einzelheiten festzustellen und gegebenenfalls nachzuweisen [30].

Die Ätiologie der Erkrankung der Hüftkopfnekrose bei prädisponierenden Erkrankungen wird ebenso kontrovers diskutiert. Primär ist eine alkoholtoxische Genese als prädisponierender Faktor zu berücksichtigen. Ein übermäßiger Alkoholkonsum konnte bei 20–88% aller Patienten mit erkrankter Hüftkopfnekrose festgestellt werden. Bei der Glukortikoidtherapie schwanken die Häufigkeitsangaben zwischen 3 und 16% [9, 10, 13, 23, 25, 33, 40]. Die verschiedensten Hypothesen, die bei diesen Erkrankungen zur Hüftkopfnekrose führen, werden dabei vertreten: Sowohl der Alkohol als auch die Steroide können als toxisch wirksame Agenzien zu einer Zellerkrankung führen [14, 25, 40, 47]. Patienten mit alkoholinduzierter Osteonekrose des Hüftkopfes waren in Steinbergs Kollektiv im epidemiologischen Vergleich signifikant älter mit durchschnittlich 49 Jahren [41]. In 97% waren Männer betroffen, wobei in 90% beide Schenkelhalsköpfe erkrankten [41]. Patienten mit Steroid induzierter Kopfnekrose waren in seinem Kollektiv jünger mit einem Durchschnittsalter von 39 Jahren. 49% dieser Patienten waren beidseits erkrankt, wobei in 62% einen destruierten Hüftkopf aufwiesen [41]. Beim Morbus Gaucher, einer Lipidspeicherkrankheit, werden eine Nekroserate von 40–75% beschrieben [11]. Beim Lupus erythematodes beträgt die Hüftkopfnekroserate zwischen 5 und 50% [47]. Bei der Sichelzellanämie, bei der bis zu 70% der Patienten betroffen sein können, führen abnorme rote Blutkörperchen zu einer verminderten Kapillarperfusion [27]. Ein ähnlicher Mechanismus wird bei der sogenannten dysbarischen Ischämie (Caisson-Krankheit) angenommen, bei der eine zu rasche atmosphärische Dekompression zur Bildung von Stickstoffgasbläschen im Blut führt [24]. Pooley u. Walder haben (1984) nachgewiesen, dass eine längerdauernde Kompression auch zu einer Schwellung der Knochenmarkzellen führt und damit zu einer verminderten intramedullären Blutzirkulation [24]. Hyperurikämie, Hyperlipidämie, Nikotinabusus, Hypertonus, Adipositas und Diabetes mellitus werden als prädisponierende Erkrankung der Hüftkopfnekrose diskutiert [9, 10, 13, 23, 25, 33, 40].

Gutachterliche Bewertung der posttraumatischen Hüftkopfnekrose

Die gutachterliche Untersuchung der posttraumatischen Hüftkopfnekrose erfordert eine gezielte Abwägung der unfallbedingten und unfallunabhängigen Ursachen als Kausalfaktoren für die Entstehung des Schadens. Der traumatische Schaden ist durch eine kurzzeitige oder vollständige Unterbrechung des Hüftkopf versorgenden Gefäßsystemes bedingt. Radiologisch nachgewiesene Hüftkopfluxationen, Frakturen des Beckens und/oder des proximalen Femur können trotz optimaler Therapie zu einer Hüftkopfnekrose führen. Der Folgeschaden ist auch dann gutachterlich anzuerkennen, wenn der Unfall maximal 5 Jahre zurückliegt. Eine reine Kontusions- oder Distorsionsverletzung des Hüftgelenkes ohne radiologisch nachweisbaren pathologischen Befund ist kein hinreichender Kausalfaktor für die Entstehung einer Osteonekrose des Femurkopfes. Prädisponierende, unfallunabhängige Faktoren, die zur Entstehung einer idiopathischen Hüftkopfnekrose beitragen, sind in der Zusammenhangsbeurteilung durch eine gezielte Anamnese, klinische und gegebenenfalls laborchemische Untersuchungen zu berücksichtigen.

Literatur

1. Baixauli EJ, Baixauli F Jr, Baixauli F, Lozano F (1999) Avascular necrosis of the femoral head after intertrochanteric fractures. J Orthop Trauma 13(2):134–137
2. Braune C, Pohlemann T, Schandelmaier P, Tscherne H (1999) Hüftkopfnekrose nach Kondylenplatteosteosynthese einer proximalen Oberschenkelschaftfraktur. Unfallchirurg 102:236–238
3. Baumgaertner MR (1999) Fractures of the posterior wall of the acetabulum. J Am Acad Orthop Surg 7(1):54–65
4. Castro FP, Harris MB (1999) Differences in age, laterality, and Steinberg stage at initial presentation in patients with steroid-induced, alcohol-induced, and idiopathic femoral head necrosis. J Arthroplasty 14(6):672–676
5. Chandler FA (1948) Coronary Disease of the Hip. J Int Coll Surg 11:34–36
6. Dreinhöfer KE, Schwarzkopf SR, Haas NP, Tscherne H (1994) Isolated traumatic dislolcation of the hip. J Bone Joint Surg (B) 76-B:6–12
7. Ficat PR, Arlet J (1980) Functional investigation of bone under normal conditions. In: Hungerford DS (ed) Ischemia and necrosis of bone. Williams & Wilkens, Baltimore

8. Freund E (1926) Zur Frage der aseptischen Knochennekrose. Virchows Arch Path Anat 261:287-314
9. Glas K (1981) Die ischämische Hüftkopfnekrose, Ätiologie und Therapie. Habil, München
10. Glimcher MM, Kensora JE (1979) The biology of osteonecrosis of the human femoral head and its clinical implications. III. Discussion of the etiology and genesis of the pathologic sequelae: Comments on treatment. Clin Orthop 140:273
11. Goldblatt J, Sacks JS, Beighton P (1978) The orthopedic aspects of Gaucher's disease. Clin Orthop 137:208-214
12. Hipp E (1968) Das röntgenologische und angiographische Bild bei der spontanen Hüftkopfnekrose des Erwachsenen. Verh dtsch orthop Ges 54:236-244
13. Hipp E, Glas K (1987) Idiopathische Hüftkopfnekrose: Orthopädie in Praxis und Klinik (Band VII) Spezielle Orthopädie. Georg Thieme Verlag, Stuttgart New York
14. Hungerford DS (1990) Die Rolle der „Core-Dekompression" als Behandlungsmethode der ischämischen Femurkopfnekrose. Orthopäde 19:219-223
15. Jones LC, Hungerford DS (1984) Models of ischemic necrosis of bone. In: Arlet J, Ficat RP, Hungerford DS (eds) Bone circulation. Williams & Wilkens, Baltimore London, p 30
16. Kenzora JE (1983) Acculmative cell stress hypothesis-hypothesisfor the etiology of idiopathic osteonecrosis. In: Evarts CM (ed) AAOS Instructinal Course lectures. Mosby, ST. Louis
17. Kregor PJ (1996) The effect of femoral neck fractures on femoral head blood flow. Orthopedics 19:1037-1038
18. Leutenegger A, von Planta AR, Ruedi T (1999) Fractures of acetabulum and pelvic ring – epidemiology and clinical outcome. Swiss Surg 5:47-54
19. Merle d'Aubigné R, Postel M, Mazabraud A, Massias P, Guegen J, France P (1965) Idiopathic necrosis of the femoral head in adults. J Bone Jt Surg 47B:612-633
20. Meurer A, Kreitner KF, Heine J (1997) Die bildgebenden Verfahren in der Diagnostik und Differentialdiagnostik der Osteochondronekrosen des Hüftgelenkes. Orthop Praxis 33(1):7-11
21. Mileski RA, Garvin KL, Crosby LA (1994) Avascular necrosis of the femoral head in an adolescent following intramedullary nailing of the femur. J Bone Joint Surg 76-A:1706-1708
22. Niedecker A (1990) Bildgebende Diagnostik bei der Femurkopfnekrose mit Betonung der Skelettszintigraphie und Magnetresonanztomographie (MRT/MRI). Orthopäde 19:182-190
23. Patterson RJ, Bickel WH, Dahlin DC (1964) Idiopathic avascular necrosis of the head of the femur. J Bone Jt Surg 46A:267-282
24. Pooley J, Walder DN (1984) The effect of compressed air on bone marrow blood flow and ist relationship to caisson disease of bone. In: Arlet J, Ficat RP, Hungerford DS (eds) Bone circulation. Williams & Wilkens, Baltimore, pp 63-67
25. Puhl W, Niethard FU, Hamacher P, Augustin J, Gerten H (1978) Metabolische Störungen bei der idiopathischen Hüftkopfnekrose. Z Orthop 116:81-92
26. Remagen W (1990) Pathologische Anatomie der Femurkopfnekrose. Orthopäde 19:174-181
27. Rickles FR, O'Leary DS (1974) Role of coagulation system in pathophysiology of sickle cell disease. Arch Intern Med 133:635-641
28. Robinson HJ, Hartleben PD, Lund G, Schreimann J (1989) Evaluation of magnetic resonance imaging in the diagnosis of osteonecrosis of the femoral head. J Bone Joint Surg (Am) 71:650-663
29. Rommens PM, Hessmann MH (1999) Azetabulumfrakturen, Unfallchirurg 102: 591-610

30. Rompe G, Erlenkämper A (1998) Begutachtung der Haltungs und Bewegungsorgane. Georg Thieme Verlag, Stuttgart New York
31. Rubinstein RA, Beals RK (1993) The results of treatment of posttraumatic avascular necrosis of the femoral head in young adults: report of 31 patients. Contemp Orthop 27(6):527-532
32. Rüter A, Trentz O, Wagner M (1995) Unfallchirurgie. Urban & Schwarzenberg Verlag
33. Serre H, Simon L (1959) Aspects cliniques des necrosis parcellaires aseptiques primitives de la tete fémorale chez l'adulte. Montpellier méd 56:193-210
34. Schippinger G, Fellinger M, Wildburger R, Hofer HP (1992) Die Versorgung der Schenkelhalsfraktur im höheren Lebensalter mittels Kopfendoprothese. Unfallchirurg 95:506
35. Schlickewei W, Elsässer B, Mullaji AB, Kuner EH (1993) Hip dislocation without fracture: Traction or mobilisation after reduction. Injury 24:27-31
36. Schneider W, Aigner N, Knahr K (1998) Intertrochantäre Umstellungsosteotomien bei idiopathischer Hüftkopfnekrose - Vergleich unterschiedlicher Verfahren. Z Orthop 136:147-153
37. Schneider E, Ahrendt J, Niethard FU, Bläsius K (1989) Gelenk erhalten? Gelenk ersetzen? Langzeitergebnisse und Gedanken zur Behandlung von Hüftkopfnekrosen bei Erwachsenen. Z Orthop 127:163-168
38. Scully SP, Aaron RK, Urbaniak JR (1998) Survival analysis of hips treated with core decompression or vascularized fibular grafting because of avascular necrosis. J Bone Joint Surg 80A:1270-1274
39. Sevitt S, Thompson R (1965) The distrubution and anastomoses of arteries supplying the head and neck of the femur. J Bone Joint Surg 47(B):560-573
40. Solomon L (1990) Klinische und therapeutische Konzepte der ischämischen Femurkopfnekrose. Orthopäde 19:100-207
41. Steinberg ME, Hayken GD, Steinberg DR (1995) A quantitative system for staging avascular necrosis. J Bone Joint Surg 77(B): 34-41
42. Stöcker W, Grabowski MTW v, König L (1997) Statistische Analyse verschiedener Risikofaktoren für die Entstehung der idiopathischen Femurkopfnekrose bei 102 erwachsenen Patienten. Orthop Praxis 33:3-6
43. Strömqvist B (1983) Femoral head vitality after intracapsular hip fracture. 490 cases studied by intravital tetracycline labeling and TC-MDP radionuclide imaging. Acta Orthop. Scandinavica. Supplement 200, pp 5-71
44. Swiontowski MF (1994) Current Concepts Review. Intracapsular Fractures of the Hip. J Bone Joint Surg 76(A):129-138
45. Tooke SMT, Nugent PJ, Bassett LW, Nottingham P, Mirra J, Jinnah R (1988) Results of core decompression for femoral head osteonecrosis. Clin Orthop 159:274
46. Wilkes CH, Vischer MB (1975) Some physiological aspects of the bone marrow pressure. J Bone Joint Surg (A) 57:49
47. Zizic TM, Hungerford DS (1985) Osteonecrosis of bone. In: Kelly WN et al. (eds) Textbook of rheumatology, 2nd edn. Saunders, Philadelphia

Diskussion

? 1a. Kann eine Kontusion bzw. eine Distorsion des Hüftgelenkes eine Hüftkopfnekrose bewirken?

Die Begutachtung der posttraumatischen Hüftnekrose bei reinen Kontusions- und Distorsionsverletzungen des Hüftgelenkes ist nach wie vor umstritten. Aufgrund der noch fehlenden endgültigen Klärung der Pathogenese bleibt die Beantwortung dieser Frage hypothetisch. Bedenkt man jedoch, wieviel Prozent sich bei schwerwiegenden Verletzungen wie die der Hüftkopfluxation, Schenkelhalsfraktur, Beckenfraktur sich eine Hüftkopfnekrose entwickelt hat, so scheint es äußerst unwahrscheinlich, dass sich nach diesem „Bagatellschaden" eine Osteonekrose des Hüftkopfes entwickelt. Langzeituntersuchungen nach reponierten Hüftkopfluxationen zeigten in einer Studie mit einem durchschnittlichen Langzeitverlauf von durchschnittlich 8 Jahren eine Inzidenz von ca. 10%. Die Komplikation der Fermurkopfnekrosen nach operativ versorgter medialer Schenkelhalsfraktur wird bei jungen Patienten in etwa 30% der Fälle angegeben. Nach azetabulären Frakturen wird eine Häufigkeit von 5–10% beschrieben. Es erscheint deshalb äußerst unwahrscheinlich, dass sich bei reinen Kontusions- bzw. Distorsionsverletzungen des Hüftgelenkes eine Hüftkopfnekrose entsteht.

? 1b. Wie beurteilt man einen Patienten ohne Risikofaktoren, der z.B. 2 Jahre nach Kontusion bzw. Distorsion des Hüftgelenkes eine derartige Hüftkopfnekrose bekommt?

Bei nichtvorliegender prädisponierender Faktoren muss bei der sozialmedizinischen Begutachtung die idiopathische Osteonekrose von der posttraumatischen abgegrenzt werden. Grundsätzlich ist bei vorliegender Kontusions- bzw. Distorsionsverletzung des Hüftgelenkes zwei Jahre posttraumatisch nicht von einem kausalen Zusammenhang des entstandenen Hüftkopfschadens zum Unfallgeschehen auszugehen.

? 2a. Wie lang ist die Latenzzeit zwischen Trauma und Hüftkopfnekrose?

Anhand der vorliegenden Literaturangaben kann die Latenzzeit zwischen Trauma im Sinne einer Hüftkopfluxation, proximalen Femurfraktur, Azetabulumfraktur und Entstehen einer Hüftkopfnekrose bis zu 5 Jahren betragen.

? 2b. Muss der zu Begutachtende bzw. der Patient mindestens nach 3 Jahren nochmals einbestellt werden, um dann definitiv eine Hüftkopfnekrose auszuschließen?

Der zu Begutachtende sollte mindestens 5 Jahre nach entstandener Verletzung in jährlichen Abständen einbestellt werden, um eine Hüftkopfnekrose durch klinische oder radiologische Kontrolluntersuchungen auszuschließen.

? 2 c. Wann kann eine definitive gutachtliche Endbeurteilung durchgeführt werden?

Anhand der vorliegenden Literaturangaben ist mit einer Entwicklung einer posttraumatischen Hüftkopfnekrose in einem Latenzzeitraum nach 5 Jahren zu rechnen. Anhand dieser Aussage kann eine definitive gutachterliche Endbeurteilung 5 Jahre posttraumatisch durchgeführt werden.

? 3. Wie ist die genaue Kausalitätskette: idiopathische Hüftkopfnekrosen durch erhöhten Druck im Hüftkopf und dann erst venöse Stauung oder umgekehrt?

Die Angaben bzgl. der Pathogenese der Hüftkopfnekrose werden anhand fehlender Information der primären Stadien der idiopathischen Hüftkopfnekrose nach wie vor kontrovers diskutiert. Zunächst wurde eine Unterbrechung der arteriellen Strombahn als Auslöser der Erkrankung angenommen. Andere Autoren sehen hingegen eine primäre Schädigung im venösen Schenkel des Kreislaufes, welche mit einem schubweisen Verlauf der Erkrankung vereinbar ist. Dies konnte aufgrund wechselnder intraossärer Druckverhältnisse im Schenkelkopf nachgewiesen werden. Die intraossäre Hypertension bedingt einen Kollaps der Sinusoide mit Schwellung des Fettmarks. Intravaskuläre Ödeme verstärken die Symptomatik. Zelluläre zytotoxische Faktoren führen zu einer Nekrose des Knochens mit nachfolgendem Abbau der trabekulären Knochensubstanz. Dabei lässt sich die idiopathische von der posttraumatischen Hüftkopfnekrose weder in ihrem Verlauf noch in ihrer Lokalisation unterscheiden. Während hingegen die posttraumatische Osteonekrose durch eine extraossäre Gefäßstörung bedingt ist, liegt nach wie vor die Pathogenese der idiopathischen Hüftkopfnekrose intraossär und ist in ihrem Verlauf nicht vollständig geklärt.

6 Gibt es den isolierten traumatischen Meniskusriss?

I. Mazzotti

Mit diesem Beitrag zur Standortbestimmung 2000 in der Begutachtung von Gelenkschäden soll die derzeit gängige Meinung, nach der es den isolierten traumatischen Meniskusriss nicht gibt, unter Berücksichtigung von wissenschaftlich bewiesenen Erkenntnissen aus der Literatur kritisch hinterfragt werden.

Bis in die frühen Jahre des letzten Jahrhunderts war die Traumagenese des Meniskusrisses unangefochten. Mit Bürkle de la Camp (1937) und Magnus (1938) wurde eine andere, differenziertere Betrachtungsweise vertreten nach der der Aspekt einer zumindest teilweise bedingten degenerativen Genese der Meniskusläsion nach Trauma berücksichtigt wurde. Bürkle de la Camp schlug u.a. folgende Leitlinien bei der Begutachtung vor:
- Nur ein erhebliches Unfallereignis kann den gesunden Meniskus schädigen
- Sofortige Arbeitseinstellung und Arztkonsultation sprechen nicht immer für, jedoch das Nichteinstellen der Arbeit und die spät einsetzende Behandlung immer gegen die Unfallbedingtheit
- Ein (Blut)Erguss ist nicht immer ein Beweis für die Traumagenese
- Mikroskopisch degenerative Veränderungen bei ungeeignetem Unfallereignis sprechen gegen einen Unfallzusammenhang

Von Andreesen (1956) wurde zu diesen Gesichtspunkten für den unfallbedingten Schaden ein erheblicher Lokalbefund gefordert, seiner Meinung nach steht bei allen Gelegenheitsanlässen die primäre Degeneration im Vordergrund.

Durch die Berücksichtigung eines Vorschadens warf sich zunehmend die versicherungsrechtliche Frage der wesentlichen Kausalität der Meniskusläsion auf. Es zeigte sich hierbei die Tendenz, den isolierten traumatischen Meniskusschaden zunehmend bis gänzlich zu verneinen.

In den 70iger Jahren bildete sich die Meinung heraus, dass eine isolierte traumatische Schädigung des Meniskus mechanisch nur schwer vorstellbar sei, die Möglichkeit einer wirklich isolierten Verletzung des gesunden Meniskus könne jedoch nicht mit letzter Sicherheit ausgeschlossen werden (Burri 1976).

Laut Ludolph und Heitemeyer (1986) setzt die Anerkennung eines isolierten traumatischen Meniskusrisses zunächst einen geeigneten Unfallmechanismus (gewaltsame Verdrehung des Kniegelenkes bei fixiertem Ober- oder Unterschenkel) voraus, desweiteren soll insbesondere Augenmerk auf einen Vorschaden gelegt werden: klinisch manifeste vorbestehende degenerative Veränderungen schließen die wesentliche Teilursächlickeit des Unfallgeschehens aus. Nach deren in „Begutachtung des Meniskusschadens" (1986) vertretenen Ansicht kann eine Unfallursächlichkeit bei *geeignetem* Unfallmechanismus und nur in den Fällen, in denen kein Vorschaden, bzw. nur eine altersbedingte Veränderung und keine klinische Symptomatik im Vorfeld bestand, in Betracht gezogen werden.

Nach Ansicht von Weber (1994) „gibt es den isolierten, im Wesentlichen traumatisch bedingten Meniskusriss nicht, ebensowenig wie den isolierten Bandscheibenriss an der Wirbelsäule".

Hierbei beinhaltet der Begriff „isolierter traumatischer Meniskusriss" folgende Kriterien:
- im Wesentlichen traumatisch verursacht
- indirektes Trauma
- keine Begleitverletzungen

Dieser Aussage liegt u.a. die Diskussion von Verletzungsmechanismen, Rissmorphologie, histologischen und kernspintomografischen Befunden, Symptomatik beim Meniskusriss sowie Gelenkknorpelzustand zugrunde.

Können diese jüngsten Meinungen nun für die Standortbestimmung zur Meniskusbegutachtung so übernommen werden, oder aber kann auch ein gesunder Meniskus durch ein indirektes Trauma geschädigt werden, ohne dass zusätzlich Begleitverletzungen auftreten?

In der Literatur werden Themen zur Meniskuspathologie im weiten Sinne, insbesondere Verletzungsmechanismen, Symptomatik, kernspintomografische und intraoperative Befunde, einschließlich Rissmorphologie sowie histologische Befunde in einer Vielzahl behandelt, wissenschaftliche Untersuchungen aber, die sich *zielgerichtet* mit der *spezifischen* Fragestellung beschäftigen, ob es den isoliert traumatischen Riss des gesunden Meniskus gibt, scheinen nicht vorzuliegen.

Zur Beantwortung dieser Frage anhand wissenschaftlich gesicherter Erkenntnisse, können theoretisch im Wesentlichen folgende Möglichkeiten herangezogen werden:

Die Auswertung von Ergebnissen einer Studie mit freiwilligen Probanden, von denen im Vorfeld zumindest ein Kernspintomografie-Befund der Menisken oder sogar ein histologischer Befund bekannt ist. Durch kernspintomografische und arthroskopische sowie histologische Befunderhebung nach Einwirkung von definierten Traumen unterschiedlicher Schwere und Mechanismen könnten diese Ergebnisse zur definitiven Beurteilung der Zusammenhänge ausgewertet werden. Wenngleich diese Vorgehensweise sehr zielgerichtet wäre, scheitert sie an deren Nichtdurchführbarkeit.

Ein anderer Weg wären biomechanische Belastungsversuche. Um hieraus jedoch effektive, übertragbare Ergebnisse zu erhalten, müssen diese an frischen Amputaten/Leichenpräparaten (mit und ohne Meniskusdegeneration) erfolgen. Diese Vorgehensweise ist wegen der benötigten Fallzahlen und des Versuchsaufbaues aufwendig und derzeit m.E. noch nicht praktiziert, sodass diesbezüglich keine Ergebnisse vorliegen.

Es soll an dieser Stelle aber auf eine durchaus praktikable, wenn auch umfangreiche Methodik hingewiesen werden, die letzendlich eine wissenschaftlich gesicherte Antwort auf die eingangs gestellte Frage gibt.

Eine prospektive (ggf. Multizenter-) Studie, in die Patienten (unterschiedlichen Alters und Geschlechtes sowie Aktivitäten) nach Überprüfung entsprechender Ausschlusskriterien aufgenommen werden, die sich nach einem Kniegelenkstrauma (verschiedene Unfallmechanismen) vorstellen. Die Ergebnisse von Unfallanamnese, klinischem Befund, kernspintomografischen Befund beider Kniegelenke (im Hinblick auf die Menisken) sowie von arthroskopischem und histologischem (im Riss und rissfern) Befund werden hinsichtlich der obengenannten Fragestellung ausgewertet.

Veröffentlichungen solcher Studien sind nicht bekannt.

Wir können demnach derzeit nicht auf direktem Weg, d.h. anhand von Ergebnissen aus zielgerichteten Studien, sondern nur über Umwege, die ggf. Rückschlüsse zulassen, versuchen, die Antwort auf unsere Frage zu finden. Hierzu sollen die bisher in der Literatur gängigen Kriterien zur „Problematik der Meniskusrissgenese" näher betrachtet und hinterfragt werden, ob es zulässig ist, hieraus Schlüsse für die generelle und individuelle Beurteilung zu ziehen.

In der Literatur werden im Wesentlichen die nachfolgenden *Kriterien* mit dem Ziel herangezogen, eine Beurteilungssystematik aufzustellen.

Unfallmechanismus

Vielfältige Meinungen (beispielhaft: Andreesen 1956, Besig 1988, Breitenfelder 1958, Bürkle de la Camp 1937, Helfet 1959, Ludolph 1986, Müller 1976, Smillie 1978) werden darüber vertreten, welcher Unfallmechanismus überhaupt geeignet ist, eine Meniskusverletzung herbeizuführen.

Wie bereits erwähnt, forderte z.B. Bürkle de la Camp (1937) für die traumatische Genese ein erhebliches Ereignis.

Daneben richten andere Autoren das Augenmerk zwar auch auf die einwirkende Kraft, vornehmlich aber auf den Bewegungsablauf. Dem „Verwindungstrauma" des Kniegelenkes bzw. dem Drehsturz (d.h., passive Rotation des gebeugten Kniegelenkes oder plötzliche passive Streckung des gebeugten und rotierten Unterschenkels) wird hierbei eine wesentliche Bedeutung beigemessen (Besig 1988, Ludolph 1986), wobei hierbei aber auf die Häufigkeit von Kombinationsverletzungen der Kreuz- und Seitenbänder hingewiesen wird (Helfet 1959, Ludolph, Weber, Besig 1995, Müller 1976, Smillie 1978).

Irvine (1992) fand bei 100 Kniegelenksarthroskopien von Patienten mit Kniegelenksinstabilität bei 86 Patienten zusätzliche Meniskusläsionen.

Shelbourne (1991) gibt dagegen an, dass in seinem Untersuchungsgut von 60 Sportlern in 60% vordere Kreuzbandverletzungen in Kombination mit medialen Bandverletzungen ohne Meniskusläsionen vorlagen. In den Fällen mit Meniskusverletzungen waren diese in der Mehrzahl lateral, was die klassische Trias von O'Donoghue (1950-1959) in Frage stellt.

Henning (1990) fand bei 153 Meniskusrissen in 92% eine kombinierte vordere Kreuzbandverletzung. In 8% waren die Meniskusrisse isoliert. Seinen Ergebnissen ist jedoch nicht zu entnehmen, ob diese isolierten Risse in gesunden oder degenerativ veränderten Menisken aufgetreten sind.

Zwar sprechen diese Ergebnisse dafür, dass Meniskusrisse in Kombination mit Kreuzband- bzw. Seitenbandverletzungen auftreten können, diese lassen aber nicht den Umkehrschluss zu, ein Meniskusriss könne generell nicht isoliert auftreten. Die Ergebnisse von Henning deuten ggf. darauf hin, dass die Meniskusverletzung selten auch isoliert stattfinden kann.

Rissmorphologie

Aus den Literaturergebnissen scheint die Zuordnung von Morphologie des Meniskusrisses und Genese nicht bewiesen.

Aus kernspintomografischen Untersuchungen wird abgeleitet, dass degenerative Rissformen im Hinterhorn beginnen (Herrmann 1990, Jerosch 1993, Stoller 1987). Traumatische Risse sollen eher im Vorderhornbereich auftreten (Breitenfelder 1958, Contzen 1985).

Herrmann (1990) stellte bei kernspintomografischen Untersuchungen fest, dass entsprechend der Angaben von Nobel (1975) in über 50% der Menisken mit degenerativen Veränderungen Grad 3 horizontale Risse und zwar überwiegend lateral vorliegen. Horizontale Risse waren immer mit degenerativen Veränderungen verbunden.

Poehling (1990) berichtet über 6039 arthroskopische Meniskusbefunde nach Traumaereignis. Die Auswertung seiner Ergebnisse lässt ihn zu der Schlussfolgerung kommen, dass komplexe, horizontale und Lappenrisse eher degenerativer, wogegen radiale und periphere Risse eher traumatischer Genese zu sein scheinen.

Den Literaturmitteilungen, einige wurden hier nur beispielhaft genannt, sind keine Untersuchungen zu entnehmen, die beweisen, dass eine bestimmte Rissmorphologie die traumatische Genese tatsächlich ausschließt.

Für den Einzelfall kann die Morphologie des Risses jedoch als Baustein im „Beurteilungspuzzle" Berücksichtigung finden.

Klinische Symptomatik

Schmerz, Funktionsverlust, Erguss, Meniskuszeichen, Oberschenkelatrophie und vorbestehende Arthose stehen allgemein als klinische Kriterien der Meniskuspathologie zur Diskussion.

Bürkle de la Camp (1937) und Andreesen (1956) fordern einen erheblichen Befund beim traumatischen Riss, wobei der blutige Erguss kein Ausschlusskriterium darstellt.

Ein blutiger Erguss kann sowohl beim frischen Riss, sofern dieser in der kapillarversorgten äußeren und mittleren Zone liegt, als auch beim degenerativen Riss, der mit Pannus und Kapillaren ausgefüllt ist (Andreesen 1956), auftreten.

Schmerzen sind dann vorstellbar, wenn sich in einem degenerativen Riss Pannus gebildet hat, ein Riss im sensibel versorgten äußeren oder mittleren Bereich liegt, oder ein großer, eingeklemmter Riss zum Zug an der Kapsel führt (Breitenfelder 1958, Goldie 1980, Weber 1994).

Andreesen (1956) postuliert, dass in jedem Fall ein Streck- bzw. Beugeschmerz und ein Druckschmerz am Gelenkspalt vorliegen müssen. Von Zippel (1964) wird dies insoweit relativiert, als dass er diese Symptome nicht für alle Fälle fordert.

Insbesondere eine Quadrizepsatrophie wird in vielen Abhandlungen als Zeichen einer Meniskusschädigung angegeben (Breitenfelder 1958, Helfet 1959, Zippel 1964), wobei die Atrophie als Ausschlusskriterium einer frischen Verletzung eher auf einen länger bestehenden Schaden hinweisen soll.

Von einer Arthrose des Gelenkes bzw. von einem intraoperativ gefundenen Knorpelschaden auf eine Degeneration der Menisken zurückzuschließen, wird durch die Ergebnisse von Cascells (1978) relativiert: er fand bei 52,5% von 116 untersuchten Leichenkniegelenke intakte Menisken bei Knorpelschäden der Kondylen.

Zippel (1964) fand in seinem Patientengut (von 1360 waren 800 Sportunfälle) folgende klinische Symptome:
- Quadrizepsatrophie   78%
- Druckschmerz am Gelenkspalt   69%
- Erguss   50%
- Einklemmungen   45%
- Schmerzhafte Beugebehinderung 40%
- Schmerzhafte Streckhemmung   39%
- Rotationsschmerz   38%

Aus den im Rahmen einer prospektiven Studie durchgeführten Untersuchungen zur Symptomatologie degenerativer Meniskusveränderungen von Herrmann (1990, 1992) geht dagegen hervor, dass die Quadrizepsatrophie als Zeichen einer „älteren" Läsion nicht bestätigt werden kann, und dass das Symptom „Schmerz" unspezifisch ist, wurde es in 64% bei unveränderten Menisken und in 77–92% bei veränderten Menisken festgestellt. Seine Untersuchungen zeigen, dass die sogenannten Meniskuszeichen insgesamt selten sind: in 8% bei horizontalen Rissen, in 7% bei normalen Menisken. Auch ein Erguss wurde nicht signifikant häufiger festgestellt.

Die relativ hohe Frequenz der „klassischen" klinischen Zeichen der Meniskusläsion, wie sie von Zippel angegeben wird, wird durch die Untersuchungen von Herrmann nicht bestätigt. Diese diskrepanten Ergebnisse scheinen auf das unterschiedliche „Patientengut" zurückzuführen zu sein und dafür zu sprechen, dass sich das klinische Bild der Meniskusläsion nach Trauma ausgeprägter darstellt.

Was kann aus diesen Ergebnissen für die eingangs definierte Fragestellung, was für die Beurteilung im individuellen Fall festgehalten werden?

Lediglich, dass es keine Untersuchung gibt, aus der eine klinische Symptomatik, die gegen einen traumatischen Meniskusriss spricht, resultiert. Die Ergebnisse von Herrmann zeigen, dass die Klinik beim degenerierten Meniskus unspezifisch ist, ein Umkehrschluss verbietet sich hier.

In Anbetracht der Ergebnisse von Zippel scheint für den individuellen Fall eine blande Klinik eher gegen ein „Trauma" zu sprechen.

Histologische Ergebnisse

Aus histologischen Untersuchungen von arthroskopisch bzw. offen operativ gewonnenen Meniskus(teil)resektaten und aus Autopsieuntersuchungen ist bekannt, dass degenerative Meniskusveränderungen schon beim jungen Menschen zu beobachten sind.

Könn (1976) gibt an, dass die Menisken physiologisch altersabhängig primäre Degenerationen entwickeln, die erheblichen individuellen Schwankungen unterworfen sind. Bei besonderer Bereitschaft können auf dem Boden chronischer Überbeanspruchungen überstürzte Degenerationen ablaufen. Andreesen (1956) prägte den Begriff primäre, unphysiologische vorzeitige Degeneration.

Slany (1942) fand bei Autopsieuntersuchungen eine altersabhängige Zunahme von degenerativen Veränderungen des Meniskus ab dem 30. Lebensjahr.

Fisseler et al. (1988) beobachteten bei 70 arthroskopisch operierten Patienten im Alter von 14–69 Jahren, dass schon im 2. Lebensjahrzehnt degenerative Veränderungen nachweisbar sind.

Auch die Arbeitsgruppe Könn et al. (1985) fand eine Zunahme der höheren Degenerationsgrade mit steigendem Alter. Schon in der Altersgruppe 10–19 Jahre (gesamt 11) lagen in 3 Fällen mittelschwere und in einem Fall schwere degenerative Veränderungen vor. In der Gruppe 10–29 Jahre (gesamt 41) fanden sich 8 mittelschwere und 3 schwere degenerative Veränderungen im Rissbereich. Aus dem Beobachtungsgut von 100 rissgeschädigten Menisken ergaben sich

- 8 anatomisch regelrecht aufgebaute Menisken (Grad 0),
- 35 leicht (Grad 1),

- 41 mittelschwer (Grad 2) und
- 16 schwer (Grad 3) degenerativ veränderte Menisken.

Demnach lag also bei 8 Rissen ein sonst normaler Meniskus vor, sodass in diesen Fällen eine isoliert traumatische Genese zu diskutieren ist, sofern keine Begleitverletzungen vorgelegen haben. Hierüber geht jedoch in den Mitteilungen der Arbeitsgruppe Könn et al. (1985) in „Möglichkeiten und Grenzen der histologischen Altersbestimmung von Zusammenhangstrennungen des Kniegelenksmeniskus" nichts hervor.

Zippel (1964) berichtet aus seinem Patientengut mit 1381 Meniskusentfernungen über

- 1274 Menisken mit mäßigen und schweren degenerativen Veränderungen
- 107 Menisken (7,75%) mit Rissbildung ohne degenerative Veränderungen,
  - hierunter: – 77 Sportunfälle
    - 17 Gelegenheitsunfälle
    - 4 Arbeitsunfälle
    - 9 „leere" Anamnesen.

Zusammenfassend liegen demnach schon beim jungen Menschen Meniskusveränderungen vor, die bei leerer Anamnese und fehlender klinischer Symptomatik wohl eher einer physiologischen primären Degeneration entsprechen. Ist diese als Vorschaden anzusehen? Wie der Begriff schon beinhaltet, eigentlich nicht. Ist in diesen Fällen also nicht trotz histologischer Veränderungen die Diagnose eines traumatischen Risses statthaft?

Wenn auch in der überwiegenden Mehrzahl aller Ergebnisse Meniskusrisse mit degenerativen Veränderungen einhergehen, so sprechen doch die Mitteilungen von Könn und Zippel dafür, dass eine *generelle* Ablehnung des isoliert traumatischen Meniskusrisses kritisch hinterfragt werden muss.

Aus den Untersuchungen von Könn (1976, 1985) geht weiter hervor, dass in den ersten 2–3 Wochen nach dem Traumaereignis die histologische Differenzierung zwischen frischem Riss des gesunden Meniskus und Meniskusdegeneration mit sekundärer Rissbildung möglich ist, sodass innerhalb dieser Zeitspanne nach dem Unfall eine histologische Untersuchung zur Abklärung erforderlich ist.

Kernspintomografische Ergebnisse zur „Meniskusproblematik"

Aus der Literatur sind zahlreiche Arbeiten bekannt, die sich mit kernspintomografischen Meniskusbefunden beschäftigen. Von den meisten Autoren wird für dieses bildgebende Verfahren über eine Sensitivität von über 90%, zumindest für den Innenmeniskus, berichtet. Sofern von den Autoren unterschieden wird, wird für den Außenmeniskus eine Sensitivität von um 70% angegeben (Engel 1994, Fischer 1991, Raunest 1991). Hinsichtlich der Treffsicherheit schwanken die Literaturangaben deutlich. Während Engel eine Treffsicherheit von 93% angibt, die laut seinen Ergebnissen bei der MR-Arthrografie auf 100% ansteigt, berichtet Raunest über eine Treffsicherheit von 67% für degenerative Veränderungen und 78% bei den Meniskusrissen.

Von Stoller (1987) wurde aufgrund einer Kerspintomografie und nachfolgender histologischer Untersuchung der Menisken von 12 Leichen bzw. Amputaten eine 1:1 Korrelation von MRT-Stadium (1-3) und histologischem Stadium (1-3) angegeben.

Diese Ergebnisse zeigen, dass die Kernspintomografie eine gute Methode zur nicht invasiven Meniskusdiagnostik zu sein scheint.

Die Veröffentlichungen zum Thema „MRT/Meniskus", einige wurden hier genannt, lassen jedoch letztendlich keine konkreten Aussagen darüber zu, ob isolierte Risse in ansonsten regelrechten Menisken, insbesondere im Seitenvergleich, gefunden wurden, bzw., ob bei vorliegenden Rissen immer Signalveränderungen im Sinne von begleitenden degenerativen Veränderungen vorliegen.

Erwähnenswert sind hier noch die Ergebnisse über kernspintomografische Befunde bei asymptomatischen Probanden. Kornick (1990) und Jerosch (1993) fanden bei asymptomatischen Probanden schon in der 2. Lebensdekade Signalveränderungen der Menisken. Die Häufigkeit sowie die Schweregrade nahmen mit dem Alter zu.

Die Arbeitsgruppe von Jerosch fand in der PS-Sequenz in den Altersgruppen von
- unter 16 J. in 58,4% und
- 16-22 J. in 78,8% Veränderungen Grad 1-3,
- 30-49 J. in 75% Veränderungen Grad 1-3 und in 1,8% Grad 4
- über 50 J. in 93,7% Veränderungen Grad 1-3 und in 6,3% Grad 4.

Somit können auffällige kernspintomografische Meniskusbefunde ohne klinische Symptomatik vorliegen mit der Folge, dass diesen Befunden eher kein Krankheitswert zugeschrieben werden kann, also nicht als Vorschädigung anzusehen sind.

Aus diesen kernspintomografischen und den histologischen Untersuchungen geht demnach hervor, dass Meniskuspathologien schon frühzeitig auch ohne auffällige Anamnese und Befunde auftreten. Hieraus kann, wie auch oben schon angesprochen, aber nicht zwingend und *generell* abgeleitet werden, dass die vorbestehende Meniskus„pathologie" die wesentliche Ursache eines nach Trauma diagnostizierten Risses darstellt, da diese doch nur dann als Ursache in Betracht gezogen werden kann, wenn sie einen Krankheitswert aufweist. Gerade die Ergebnisse über auffällige kernspintomografische Meniskusbefunde beim asymptomatischen Probanden sprechen gegen einen solchen Schluss.

Für die Beurteilung des Einzelfalles sollte die Indikation zur Kernspintomografie – als nichtinvasives Verfahren – aufgrund der hohen Sensitivität und Korrelation zum histologischen Befund (Stoller 1987) großzügig gestellt werden.

■ **Zusammenfassend** bleibt also festzuhalten, dass weder aus der Diskussion über den Unfallmechanismus, die Rissmorphologie und die klinische Symptomatik, noch aus den kernspintomografischen und histologischen Ergebnissen wissenschaftliche Beweise darüber abgeleitet werden können, dass der isolierte traumatische Meniskusriss *generell* nicht existent ist. Die Zusammenschau aller Kriterien spricht aber dafür, dass neben dem Trauma der „Ausgangszustand" des Meniskus berücksichtigt werden muss, wobei kernspintomografische und/oder histologische Meniskusveränderungen nicht generell als Degenerationen zu betrachten sind. Der isolierte traumatische Meniskusriss muss in seltenen Einzelfällen diskutiert werden.

Solange eine beweisende Studie, wie eingangs erwähnt, nicht zugrundegelegt werden kann, muss jeder Einzelfall kritisch geprüft werden, was allerdings für den Gutachter Wochen, meist sogar Monate oder Jahre nach dem angeschuldigten Traumaereignis oft erhebliche Probleme mit sich bringt.

Optimal, und hierzu bedarf es vor allem der vorbereitenden Tätigkeit des primären Untersuchers und Therapeuten, wären die Ergebnisse folgender „Untersuchungen", um eine individuelle Beurteilung vornehmen zu können:
- Eine ausführliche Anamnese: aktueller Unfallhergang und Beschwerden (wann, welche), Vorerkrankungen, frühere Unfälle, Beruf, Sport.
- Ausführlicher (d.h., nicht lediglich ein Lokalbefund des betroffenen Kniegelenkes) klinischer Befund, möglichst unfallnah.
- MRT, ggf. beider Kniegelenke.
- Diagnostische Arthroskopie mit nachfolgender histologischer Untersuchung (auch rissfern) am besten sofort, zumindest innerhalb von Tagen bis spätestens nach 2 Wochen.

Diese für die Begutachtung optimalen Bedingungen sind in der täglichen Praxis meist nur unvollständig zu erfüllen, da sich die Fragen der Kosten, der medizinischen Indikation und Duldungspflicht aufwerfen. Daneben ist bei der ersten Konsultation des Arztes die Tragweite der Problematik meist weder dem Patienten, noch dem Untersucher bekannt.

Abschließend soll hier noch zur Diskussion gestellt werden, wie nach einem indirekten Trauma ein isolierter Meniskusriss bei vorliegenden degenerativen Veränderungen beurteilt werden kann?

Die Beantwortung dieser Frage hängt nach meinem Dafürhalten nicht allein von den medizinischen Erkenntnissen (degenerative Veränderungen setzen die elastomechanische Eigenschaften des Meniskus herab mit der Folge verminderter Belastbarkeit und im Vergleich zum gesunden Meniskus höherer Rissbereitschaft [Burri 1976, Könn 1976, 1985, Ludolph 1983, Weber 1994]), sowie von den Befunden im Einzelfall ab, sondern maßgeblich von dem Verständnis des medizinischen Sachverständigen von den von juristischer Seite vorgegebenen Prämissen. Die Beurteilung unterliegt im Sozialrecht und Zivilrecht unterschiedlichen Richtlinien, sowohl hinsichtlich der Ursachenbewertung, als auch der Berücksichtigung des Vorschadens, dementsprechend müssen gleiche Fallkonstellationen in der gesetzlichen (GUV) und privaten (PUV) Unfallversicherung auch unterschiedlich eingeschätzt werden.

Literatur

Andreesen R (1956) Praktische Erfahrungen bei der Begutachtung von Meniskusschäden. Hefte Unfallheilkd 52:214
Besig K (1988) Anatomie, Mechanik und Verletzungsmuster der Menisken. In: Hierholzer G (Hrsg) Gutachtenkolloquium 3. Springer, Berlin Heidelberg New York
Bürkle de la Camp H (1937) Über Meniskusschäden. Arch Orthop Unfallchir 37:354
Breitenfelder H (1958) Die Begutachtung des Unfallzusammenhanges der Meniskusschädigung. Unfallheilkd Beiheft 57:1
Burri C, Rüter A (1976) Meniskusverletzungen. Hefte Unfallheilkd 128:73
Casscells SW (1978) The Torn or Degenerated Meniscus and its Relationship to Degeneration of the Weight-Bearing Areas of the Femur and Tibia. Clin Orthop 132:196
Contzen H (1976) Die Begutachtung des Meniskusschadens. Hefte Unfallheilkd 128:66
Engel A, Kramer J, Nehrer S (1994) Kernspintomographische Meniskusdiagnostik. Orthopäde 23:112
Fischer SP, Fox JM, Del Pizzo W, Friedman MJ, Snyder SJ, Ferkel RD (1991) Accuracy of Diagnosis from Magnetic Resonance Imaging of the Knee. J Bone Joint Surg 73-A:2
Fissler A, Witt A, Krämer J, Müller KM (1986) Morphologie arthroskopisch gewonnener Meniskusresektate. Pathologe 7:305
Helfet AJ (1959) Mechanism of Derangements of the Medial Semilunar Cartilage and their Management. J Bone Joint Surg 41B:319
Goldie IF (1980) Morphologische Grundlagen von Überlastungserkrankungen der Sehnen. In: Cotta H (Hrsg) Die Belastungungstoleranz des Bewegungsapparates. Thieme, Stuttgart
Henning CE, Lynch MA, Yearout KM, Vequist SW, Stallbaumer RJ, Decker KA (1990) Arthroscopic Meniscal Repair using an Exogenous Clot. Clin Orthop 252:64
Herrmann J, Hofmann G, Kladny B, Willauschaus W, Arnold H (1990) Klinische Aspekte zur Erfassung der frühen Arthrose. Degenerative Veränderungen der Menisken des Kniegelenkes. Orthopäde 19:36
Herrmann J, Hofmann G, Kladny B, Beyer WF, Glückert K, Weseloh G (1992) Die Klinik degenerativer Meniskusveränderungen. Orthop Praxis 5:317
Irvine GB, Glasgow MMS (1992) The Natural History of the Meniscus in Anterior Cruciate Insufficiency. J Bone Joint Surg 74-B:403
Jerosch J, Castro WHM, Halm H, Assheuer J (1993) Kernspintomographische Meniskusbefunde bei asymptomatischen Probanden. Unfallchirurg 96:457
Könn G, Rüther M (1976) Zur pathologischen Anatomie und Beurteilung der Meniscusschäden. Hefte Unfallheilkd 128:7
Könn G, Oellig WP, Willet-Bleich M (1985) Möglichkeiten und Grenzen der histologischen Altersbestimmung von Zusammenhangstrennungen des Kniegelenksmeniskus. Unfallchirurg 88:1
Kornick J, Trefelner E, McCarthy S, Lange R, Lynch K, Jokl P (1990) Meniscal Abnormalities in the Asymptomatic Population at MR Imaging. Radiology 177:463
Ludolph E, Hierholzer G (1983) Sehnen- und Meniskusverletzungen in der Begutachtung der gesetzlichen Unfallversicherung. Akt Traumatol 13:210
Ludolph E, Heitemeyer U (1986) Die Begutachtung des Meniskuschadens. Unfallchirurgie 12:215

Magnus G (1938) Unsere Stellung in der Meniskusfrage. Chir 65:2194
Müller W (1976) Die verschiedenen Typen der Meniskusläsionen und ihre Entstehungsmechanismen. Hefte Unfallheilkd 128:39
Nobel J, Hamblen DL (1975) The Pathology of the Degenerative Meniscus Lesions. J Bone Joint Surg 57-B:180
O'Donoghue DH (1950) Surgical Treatment of Fresh Injuries to the Major Ligaments of the Knee. J Bone Joint Surg 32-A:721
O'Donoghue DH (1955) Analysis and End Results of Surgical Treatment of Major Injuries to the Ligaments of the Knee. J Bone Joint Surg 37-A:1
O'Donoghue DH (1959) Surgical Treatment of Injuries to the Ligaments of the Knee. JAMA 169:1423
Poehling GG, Ruch DS, Chabon SJ (1990) The Landscape of Meniscal Injuries. Clin Sports Med 9:539
Raunest J, Oberle K, Loehnert J, Hoetzinger H (1991) The Clinical Value of Magnetic Resonance Imaging in the Evaluation of Meniscal Disorders. J Bone Joint Surg 73-A:11
Shelbourne KD, Nitz PA (1991) The O'Donoghue Triad revisited. Combined knee injuries involving anterior cruciate and medial collateral ligament tears. Am J Sports Med 19:474
Slany A (1942) Autoptische Reihenuntersuchungen an Kniegelenken mit besonderer Berücksichtigung der Meniskuspathologie. Arch Orthop Unfallchir 41:256
Smillie JS (1978) Injuries of the Knee Joint. Churchill Livingstone, Edingburgh London New York
Stoller DW, Martin C, Crues JV, Kaplan L, Mink JH (1987) Meniscal Tears: Pathologic Correlation with MR Imaging. Radiology 163:731
Weber M (1993) Typische Fehler bei der Begutachtung von Sehnen- und Meniskusschäden. Med Sach 89:113
Weber M (1993) Die Bedeutung bildgebender Verfahren für die Begutachtung von Sehnen- und Menikusrissen. Versicherungsmed 45:155
Weber M (1994) Die Beurteilung des Unfallzusammenhangs von Meniskusschäden. Orthopäde 23:171
Zippel H (1964) Meniscusschäden und Meniscusverletzungen. Eine Untersuchung von 1360 Meniscusoperationen. Arch Orthop Unfallchir 56:236

Diskussion

1. Ist beim Drehsturz eine isolierte Verletzung des Meniskus möglich? Müssen nicht zusätzlich auch kapsuläre und/oder ligamentäre Begleitverletzungen vorliegen?

Aus biomechanischen Gesichtspunkten scheint es lediglich beim Drehsturz möglich, dass eine isolierte Meniskusverletzung auftritt, da bei diesem Unfallmechanismus, sofern er plötzlich und mit hoher Krafteinwirkung abläuft, die physiologische Schlussrotation ausbleibt. Die Menisken, die dieser Bewegung nicht folgen können, geraten hierbei zwischen den Gelenkpartnern unter Stress und können verletzt werden. Makroskopische Verletzungen des Kapsel-/Bandapparates sind hierbei nicht zwingend, der isolierte Meniskusriss ist somit traumatisch. Können Begleitverletzungen objektiviert werden, ist die Anerkennung der Traumagenese ohnehin unproblematisch.

? 2. Was ist der Unterschied zwischen Vorschaden und Schadensanlage?

Generell ist die Schadensanlage eine zu erwartende Krankheitsbereitschaft beim Vorliegen pathologischer anatomischer Befunde, die aber noch nicht zur klinischen Manifestation oder funktionellen Störungen geführt haben.

Dagegen ist ein Vorschaden schon vor dem streitgegenständlichen Ereignis klinisch-funktionell manifest und hat Beschwerden verursacht.

Beim Meniskus bedeutet dies m. E., dass nur echte degenerative Veränderungen als Schadensanlage betrachtet werden können, und nicht physiologische altersabhängige primäre Degenerationen, schon gar nicht jede kernspintomografische Signalveränderung der Menisken. Ist es aufgrund von degenerativen Veränderungen zur manifesten klinischen Meniskussymptomatik schon vor dem Ereignis gekommen, muss ein Vorschaden in Betracht gezogen werden.

? 3. Gibt es die Verschlimmerung eines vorbestehenden Meniskusschadens?

In der GUV setzt eine Verschlimmerung immer einen Vorschaden voraus. Für die Beurteilung des traumatischen Meniskusrisses bedeutet dies, dass im Fall eines derartig degenerativ veränderten Meniskus mit klinischer Manifestation schon vor dem Ereignis im Sinne eines Vorschadens dieser in der Regel die wesentliche Teilursache darstellt, die Teilursächlichkeit des Unfalles ist dann unwahrscheinlich, sodass die Verschlimmerung nicht entschädigt wird.

Der Begriff der unfallbedingten Verschlimmerung ist in der PUV nicht bekannt. Die Leistung aus einem Versicherungsfall wird bei der Mitwirkung eines Vorschadens entsprechend gekürzt, sofern dieser Anteil mindestens 25% beträgt, da nur der unfallbedingte Anteil des Gesamtschadens entschädigt wird.

7 Die Beurteilung und Begutachtung von Kreuz-/Seitenbandverletzungen des Kniegelenks

W. PÖTZL, J. STEINBECK

Einleitung

Gemeinsam mit den Menisken und dem vorderen und hinteren meniskofemoralen Band bilden die Kreuzbänder den sog. zentralen Komplex des Kniegelenkes. Das vordere und hintere Kreuzband stellen dabei die zentralen passiven Führungselemente dar. Sie sind als kinematisches Grundgerüst des Kniegelenkes ganz wesentlich am Zustandekommen einer physiologischen Roll-Gleit-Bewegung beteiligt.

Schultz konnte 1984 erstmals am menschlichen vorderen Kreuzband freie Nervenendigungen und Golgi-Sehnenorgane nachweisen [28]. Im Folgenden gelang verschiedenen Autoren der Nachweis weiterer neurophysiologischer Strukturen und eines Reflexbogens zwischen vorderem Kreuzband und ischiokruraler Muskulatur [9, 29, 34]. Die Kreuzbänder können also nicht nur als rein passive Stabilisatoren betrachtet werden. Sie beinhalten darüberhinaus neurophysiologische Strukturen und Rezeptoren, von denen in Abhängigkeit des Spannungszustandes der Kreuzbänder Reizimpulse ausgehen, die im Rahmen eines propriozeptiven Reflexbogens in der Kniegelenks-stabilisierenden-Muskulatur eine Reizantwort generieren. Es besteht also eine enge Verbindung zwischen passiven und aktiven Stabilisatoren des Kniegelenkes.

Mit zunehmender sportlicher Betätigung der Bevölkerung im Breiten- und Freizeitsport kommt es vermehrt zu sportbedingten Kniegelenks- und insbesondere Kreuzbandverletzungen. Zu nennen sind hier insbesondere Kontakt- und Kampfsportarten (Fußball, American Football, Handball, Basketball, Karate), Sportarten bei denen hohe Geschwindigkeiten auftreten können (alpiner Skilauf) und Sportarten mit erhöhter Stop and Go- bzw. Rotationsbelastung (Squash, Badminton, Baseball). Die Inzidenz der vorderen Kreuzbandruptur in der Gesamtbevölkerung der USA wird mit 38 pro 100000 Einwohner pro Jahr angegeben. In Risikogruppen liegt diese Inzidenz jedoch deutlich höher und beträgt z.B. für American Football Spieler 60/100000/Jahr und für alpin Skifahrer 70/100000/Jahr [7, 21]. Allein in den USA kommt es jährlich beim alpin Ski zu 20000 Kreuzbandrupturen mit einem geschätzten Kostenfaktor für das Gesundheitssystem von über 200 Millionen Dollar [14]. Eine zweijährige prospektive Beobachtung von 300 Amateurfußballern zeigte, dass es in diesem Zeitraum bei 23% der Sportler zu Rupturen des vorderen Kreuzbandes gekommen war [4]. Hirshmann fand bei 500 Patienten mit Bandinstabilität des Kniegelenkes in 63% der Fälle entweder isoliert oder im Rahmen von Kombinationsverletzungen rupturierte vordere Kreuzbänder. 70% der isolierten vorderen Kreuzbandrupturen und 61% der kombinierten Rupturen von vorderem Kreuzband und medialem Seitenband traten bei Sportunfällen auf. Führend waren hierbei die Sportarten American Football, Baseball, Fußball und alpiner Skilauf [12]. Johnson bestätigt ebenfalls, dass bei Bandrupturen im Bereich des Kniegelenkes am häufigsten das vordere Kreuzband betroffen ist [15].

In der Beurteilung und Begutachtung von Kreuzbandschäden sind letztlich folgende Fragen zu beantworten:
- Ist der vom Patienten angeführte Unfall geeignet die Ruptur herbeizuführen?
- Bestand bereits eine relevante Vorschädigung?
- Kann für einen bestehenden Kniegelenksverschleiß ein bestimmter Unfall, bei dem sich eine Kreuzbandruptur ereignete, ursächlich verantworlich gemacht werden?

Aufgrund der zentralen Funktion des vorderen Kreuzbandes und seiner exponierten Stellung in den Verletzungsstatistiken wird in den folgenden Kapiteln speziell und hauptsächlich auf dieses Band eingegangen.

Biomechanik

Zur Biomechanik des vorderen Kreuzbandes wurde eine Vielzahl von Untersuchungen veröffentlicht. Diese Arbeiten befassen sich einerseits mit der Reißfestigkeit und dem Ausrissverhalten des vorderen Kreuzbandes unter axialer Zugbelastung, andererseits mit dem Verhalten des Bandes im simulierten physiologischen Bewegungsablauf. In der Regel beruhen diese Studien auf Versuchen an Leichenpräparaten bzw. auf Tierversuchen, in vivo Untersuchungen am Menschen sind aufgrund technischer Schwierigkeiten und ethischer Bedenken selten [3].

Woo fand 1991 eine Reißfestigkeit des vorderen Kreuzbandes von bis zu 2100 Newton [32]. Rauch errechnete eine durchschnittliche Reißfestigkeit von 924 Newton [25]. Der maximale Wert in seiner Studie betrug 2500 Newton, der Minimalwert 251 Newton. Noyes konnte bereits 1976 ein deutliche altersabhängige Abnahme der Reißfestigkeit des vorderen Kreuzbandes feststellen. In der Gruppe der 16-26 Jährigen betrug die maximale Reißfestigkeit 1730 Newton, in der Gruppe der 48-86 Jährigen 734 Newton. Auch das Ausrissverhalten unterschied sich in dieser Untersuchung altersabhängig. Der überwiegende Versagensmodus der jüngeren Präparate war die intraligamentäre Ruptur, der vorherrschende Versagensmodus der älteren Präparate der knöcherne Ausriss an der Ursprung- bzw. Insertionsstelle des vorderen Kreuzbandes [22]. Die genannten Autoren schätzen die auf das vordere Kreuzband einwirkenden Kräfte unter alltäglicher Belastung auf 169–445 Newton. Die in-vitro gemessene maximale Reißfestigkeit beträgt also das Drei- bis Vierfache der unter alltäglicher Belastung in-vivo auftretenden Kräfte.

In-vitro Studien an Leichenpräparaten, die das Verhalten des vorderen Kreuzbandes und anderer stabilisierender Strukturen des Kniegelenkes im simulierten, physiologischen Bewegungsablauf bzw. unter definierten Belastungssituationen untersuchen, sind kritisch zu betrachten. Das Kniegelenk verfügt über sechs Freiheitsgrade (drei Rotations- und drei Translationsfreiheitsgrade), die den drei prinzipiellen Gelenkachsen zugeordnet sind. Alle stabilisierenden Strukturen werden im physiologischen Bewegungsablauf und unter in-vivo Belastungen prinzipiell in mehreren Ebenen und Freiheitsgraden gleichzeitig beansprucht. Viele Studien beruhen darauf, dass Kniegelenkspräparate in fünf Freiheitsgraden fixiert und in lediglich einem Freiheitsgrad getestet werden. Ein Präparat zur Untersuchung des vorderen Kreuzbandes wird also z.B. so fixiert, dass lediglich eine Translation in anterior-posteriorer Richtung möglich ist, die anderen fünf Freiheitsgrade aber blockiert sind. Bei diesem Studiendesign wird eine definierte Belastung in anterior-posterior Richtung ausgeübt und das Verhalten des vorderen Kreuzbandes unter dieser Belastung aufgezeichnet. Die Ergebnisse solcher Untersuchungen sind nur begrenzt auf das Verhalten des vorderen Kreuzbandes und anderer stabilisierender Strukturen des Kniegelenkes unter physiologischen Bedingungen übertragbar.

Erst in jüngerer Zeit ist es messtechnisch möglich, die biomechanischen Eigenschaften ligamentärer Strukturen z.B. des vorderen Kreuzbandes realitätsnäher unter Beibehaltung der physiologischen Freiheitsgrade zu untersuchen. Durch die Kombination eines Industrieroboters mit einem spezialisierten Kraftsensor kann z.B. das Verhalten des vorderen Kreuzbandes unter anterior-posteriorer Belastung untersucht werden, ohne dass die restlichen Freiheitsgrade des Kniegelenkes begrenzt sind. Woo konnte 1999 zeigen, dass in einer Versuchsanordnung ohne Einschränkung der Freiheitsgrade signifikante Unterschiede in der Kraftwirkung und -richtung im Vergleich zur Versuchsanordnung mit Einschränkung der Freiheitsgrade bestehen [33].

■ Zusammenfassend lässt sich sagen, dass die experimentell gefundene Reissfestigkeit des vorderen Kreuzbandes die Beanspruchung unter alltäglicher Belastung deutlich übersteigt. Zur Ruptur des vorderen Kreuzbandes müssen also Kräfte einwirken, die die alltäglichen Belastungen erheblich übertreffen. Kommt es unter alltäglicher Belastung trotzdem zu einer Ruptur des vorderen Kreuzbandes, so muss von einer bereits vorbestehenden Schädigung des Bandes ausgegangen werden. Einschränkend zu vielen biomechanischen Untersuchungen des vorderen Kreuzbandes und anderer kniestabilisierender Strukturen bleibt jedoch anzumerken, dass die vorliegenden Daten überwiegend aus Leichenstudien und unter unphysiologischen Belastungsbedingungen bzw. mit unphysiologischer Einschränkung der Freiheitsgrade des untersuchten Kniepräparates gewonnen wurden. Die definitive Übertragbarkeit dieser Ergebnisse auf den Menschen bleibt also fraglich.

Verletzungsmechanismen

Der eigentliche Verletzungsmechanismus der vorderen Kreuzbandruptur ist die Subluxation, in schweren Fällen die Luxation des Kniegelenkes. In diesem Zusammenhang wies Palmer bereits 1938 auf das sog. „subluxation movement" hin [5]. Die Subluxation bzw. Luxation des Kniegelenkes kann in Kontakt- und Kampfsportarten durch direkten Gegnerkontakt z. B. durch den Tritt von vorne oder hinten gegen die proximale Tibia, in Sportarten ohne direkten Gegnerkontakt durch schnelle oder langsame Verdrehtraumen entstehen. Typisch ist hierfür z. B. die unkontrollierte Landung nach einem Sprung oder der Sturz aus hoher Geschwindigkeit.

Als häufiger Verletzungsmechanismus wird das Außenrotations-Flexions-Valgisationstrauma beschrieben. Wirkt bei in Außenrotation fixiertem Unterschenkel in mittlerer Knieflexion eine Valgusstresskomponente auf das Kniegelenk ein, kann dies zur Ruptur des vorderen Kreuzbandes führen [11]. Insbesondere bei diesem Mechanismus sind Mitverletzungen des Innenbandes und des Innenmeniskus häufig.

Hyperextensionsmechanismen sind ebenfalls geeignet eine vordere Kreuzbandruptur auszulösen [6]. Dies ist sowohl in der Kombination mit einer Innenrotationsbewegung als auch mit einer Außenrotationskomponente möglich [11].

Auch Hyperflexionsbewegungen können Ursache einer Ruptur des vorderen Kreuzbandes sein. Dieser Verletzungsmechanismus wird beim Absitzen mit dem Gesäß auf die Ski beschrieben [4]. Ein ähnlicher Mechanismus wird bei der Landung von Skispringern und bei Abfahrtsläufern, die in extremer Rückenlage versuchen einen Sturz zu verhindern, beobachtet. In diesen Situationen kann es auch ohne Sturzereignis zur Bandruptur kommen. Feagin macht dabei den Skischuhschaft („boot-induced") und die maximale Quadrizepskontraktion („quadriceps-induced"), die der Sportler aufbringt, um sich aus der Rückenlage aufzurichten bzw. den Sturz zu verhindern, für die Kreuzbandruptur verantwortlich. Er weist daraufhin, dass dieser Verletzungsmechanismus insbesondere bei sehr geübten Skiläufern auftritt, da es bei ungeübten Skiläufern zum Sturz kommt, bevor die rupturauslösenden Kräfte auftreten können [6]. Ein ähnlicher Mechanismus wird 1991 von Geyer beschrieben. Er bezeichnet ihn als „anterior-posterior Shift Mechanismus" [8].

Innenrotationsbewegungen, die langsam auf das leicht gebeugte Kniegelenk einwirken, können ebenfalls die Ruptur des vorderen Kreuzbandes auslösen [16]. Dieser Verletzungsmechanismus ist insbesondere dazu geeignet, isolierte und partielle Rupturen des vorderen Kreuzbandes zu verursachen.

◼ **Zusammenfassend** kann man sagen, dass die Subluxation bzw. in schweren Fällen die Luxation des Kniegelenkes zur Ruptur des vorderen Kreuzbandes und anderer stabilisierender Strukturen führt. Es gibt jedoch nicht einen klassischen Unfallmechanismus, sondern die Subluxation bzw. Luxation kann auf dem Boden verschiedener Mechanismen entstehen. Dabei kommen direkte und indirekte Krafteinwirkungen gleichermaßen in Frage. Die vordere Kreuzbandruptur kann aufgrund schnell und langsam einwirkender Kräfte entstehen. Die Ruptur des vorderen Kreuzbandes z. B. im alpinen Skisport ist nicht zwangsläufig mit einem Sturzereignis verbunden. Es sind auch Mechanismen beschrieben bei denen es nicht zum Sturz kommt (s. o.). Das adäquate Trauma zur Ruptur des vorderen Kreuzbandes beinhaltet also nicht unbedingt einen Hochgeschwindigkeitsunfall mit Sturz des Verletzten.

Insgesamt kann es aus gutachterlicher Sicht im Einzellfall schwierig sein, aus den anamnestischen Angaben des Patienten den genauen Unfallhergang zu rekonstruieren und einem der vorbeschriebenen Unfallmechanismen zuzuordnen. Die genauest mögliche Rekonstruktion des Unfallherganges sollte trotzdem versucht werden, insbesondere um bei mehrfachen Unfallereignissen eine Wichtung vornehmen zu können.

Befunde nach Verletzung des vorderen Kreuzbandes

Vor der Erhebung eines klinischen Befundes ist die Dokumentation einer exakten Kniegelenksanamnese auch aus gutachterlicher Sicht von großer Bedeutung. Auf die Rolle des Verletzungsmechanismus und die Schwierigkeit diesen bei jedem Patienten exakt zu rekonstruieren wurde bereits im vorigen Abschnitt eingegangen. Relativ einfach ist die Anamnese bei Patienten zu beurteilen, die nur ein einziges Kniegelenkstrauma erlitten. Patienten mit Schädigungen des vorderen Kreuzbandes berichten jedoch oft über verschiedene rezidivierende Kniegelenkstraumata und schmerzhafte Instabilitätsepisoden. Eine wesentliche Aufgabe und Schwierigkeit der Begutachtung ist es dabei die akute Ruptur des vorderen Kreuzbandes von der alten vorderen Kreuzbandinsuffizienz mit rezidivierenden Instabilitätsepisoden zu differenzieren. Es kommt also darauf an ob ein, vom Patienten angeschuldigtes Ereignis, als Unfall im Sinne des Gesetzes zu bewerten ist, oder ob es sich bei diesem Ereignis um eine Gelegenheitsursache (im Sinne der gesetzlichen Unfallversicherung) oder eine unerhebliche Teilursache (im Sinne der privaten Unfallversicherung) handelt, die lediglich zur Verschlimmerung eines vorbestehenden Schadens beigetragen hat. Erschwerend in der Beurteilung der Kniegelenksanamnese kommt hinzu, dass auch partielle Rupturen des vorderen Kreuzbandes möglich sind [2, 20]. Diese können isoliert und im Rahmen komplexer Mehrfachverletzungen auftreten. Sie betreffen in 75% der Fälle das anteromediale Bündel des vorderen Kreuzbandes in 25% das posterolaterale Bündel. In Abhängigkeit der Ausdehnung der Partialruptur kann es durch erneute Unfallereignisse zur mehrzeitigen, stufenweisen Kreuzbandruptur kommen [24]. Auch die anamnestischen Angaben der Patienten zu Wahrnehmungen während des Unfallereignisses können stark differieren. In einer arthroskopisch kontrollierten Studie gaben 36% der Patienten mit vorderer Kreuzbandruptur ein Knacken oder hörbares Reissen zum Zeitpunkt des Unfalles an. Dieses, im angloamerikanischen Schrifttum „popping sensation", genannte Phänomen wurde jedoch auch von 33% der Patienten wahrgenommen, bei denen sich arthroskopisch ein intaktes Kreuzband fand. 33% der Patienten mit arthroskopisch gesicherter Kreuzbandruptur verspürten zum Unfallzeitpunkt keine oder nur geringfügige Schmerzen [23]. Das Fehlen eines hörbaren Knacken oder starker Schmerzen zum Unfallzeitpunkt erlaubt also nicht den Schluss, dass bei dem Unfallereignis keine Kreuzbandruptur vorgelegen hat.

Ein entscheidendes klinisches Symptom der frischen vorderen Kreuzbandruptur ist der blutige Gelenkerguss. Noyes fand bei Patienten mit Hämarthros in 70% der Fälle eine Ruptur des vorderen Kreuzbandes als Ursache des blutigen Gelenkergusses [23]. Diese Feststellung erlaubt jedoch nicht den Umkehrschluss, dass bei Patienten ohne Hämarthros keine Kreuzbandruptur vorliegen kann. Simonsen untersuchte Patienten nach Knietrauma, bei denen klinisch zwar eine Bandinstabilität feststellbar war, jedoch kein klinisch fassbarer Gelenkerguss vorlag. Er fand bei 66% dieser Patienten arthroskopisch eine Kreuzbandruptur. Bei diesen Patienten ließ sich arthroskopisch eine Einblutung in das Gelenk nachweisen, die jedoch unterhalb der klinisch nachweisbaren Schwelle lag [30]. Aus gutachterlicher Sicht ist darüberhinaus zu bedenken, dass es auch bei der chronischen Kreuzbandinstabilität mit rezidivierenden Instabilitätsepisoden durch Verletzungen der Synovia zu klinisch fassbaren Einblutungen in das Gelenk kommen kann. Das Vorliegen eines Hämarthros muss also noch kein Beweis für die frische Kreuzbandverletzung sein.

Bedingt durch reflektorische Muskelanspannung und einen eventuell vorliegenden Hämarthros kann die Beurteilung klinischer Stabilitätstests schon wenige Stunden nach dem Unfall sehr schwierig werden. Als zuverlässig hat sich lediglich der sog. Lachmann-Test erwiesen, bei dem in 30° Kniebeugung eine ventrale Translation der Tibia provoziert wird. Die Treffsicherheit dieses Tests liegt zwischen 82% und 91% bei wachen Patienten und 91% und 100% bei narkotisierten Patienten. Die Treffsicherheit der Schubladentests liegt lediglich zwischen 23% und 56%, die der Pivot-Shift Tests zwischen 13% und 68% [30, 31]. Insbesondere bei frischen Kreuzbandverletzungen können die klinischen Stabilitätstests normal ausfallen.

Auch arthroskopisch-intraoperative und pathologisch-histologische Befunde können bei der Beurteilung einer Kreuzbandruptur wichtig sein. Diese Befunde werden oftmals zur Altersbestimmung der Bandruptur herangezogen. Arthroskopisch stellt sich das frisch rupturierte vordere Kreuzband an seinen Rupturenden wie ein aufgefasertes Faserbündel dar. Im angloamerikanischen Schrifttum wird dieses Erscheinungsbild als „mop-end appearence" bezeichnet [10]. Bei alten Rupturen liegen stummelige Bandstümpfe vor, bzw. es sind gar keine Bandstümpfe mehr vorhanden. Jerosch wies jedoch in diesem Zusammenhang auf eine hohe Interobservervarianz bei der Beurteilung arthroskopischer Kniegelenksbefunde hin [13]. Histologisch ist es in den ersten Monaten nach einem Unfall möglich zu differenzieren welche Veränderungen eines Bandes traumatischer und welche degenerativer Natur sind [17]. Auch nach diesem Zeitraum ist die histologische Beurteilung geschädigten Kreuzbandgewebes sinnvoll, da unterschiedlich alte Gewebeveränderungen die Chronizität einer Schädigung nachweisen können. Der Nachweis frischer Gewebsnekrosen ist bei lange zurückliegendem, angeschuldigtem Unfallereignis ebenfalls von besonderer gutachterlicher Relevanz.

■ **Zusammenfassend** lässt sich zur Befunderhebung nach Verletzung des vorderen Kreuzbandes sagen, dass bereits die Beurteilung der Kniegelenksanamnese schwierig sein kann. Bei langer Kniegelenksanamnese und rezidivierenden Instabilitätsepisoden ist es oft nicht möglich zu entscheiden, welches Ereignis letztlich zur Bandruptur führte. Die akute Kreuzbandverletzung ist nicht zwingend mit akuten, starken Schmerzen verbunden. Bei Vorliegen eines Hämarthros kann in 70% der Fälle von einer Ruptur des vorderen Kreuzbandes ausgegangen werden. Kreuzbandrupturen sind jedoch auch ohne klinisch fassbaren Hämarthros möglich. Auch eine Instabilitätsepisode nach länger zurückliegender Bandverletzung kann durch Einriss der Synovia zu einem blutigen Gelenkerguss führen. Unter den klinischen Stabilitätstests zeigt lediglich der Lachmann-Test bei der akuten Verletzung eine hohe Treffsicherheit. Arthroskopisch und histologisch ist eine Altersbestimmung der Kreuzbandruptur in gewissem Umfang möglich. Bei der Beurteilung arthroskopischer Kniegelenksbefunde besteht jedoch eine hohe Interobservervarianz, die histologische Altersbestimmung ist nur wenige Monate nach der Verletzung möglich.

Begleitverletzungen

Die akute komplette Ruptur des vorderen Kreuzbandes tritt in der Regel im Rahmen von Kombinationsverletzungen auf. Eine typische Kombinationsverletzung ist die sog. „unhappy triad", die sich insbesondere beim Außenrotations-Flexions-Valgisationstrauma einstellt. Es kommt dabei zur Läsion des Innenbandes, des Innenmeniskus und des vorderen Kreuzbandes. Noyes fand 1980 in einer Gruppe von 61 Patienten mit Verletzung des vorderen Kreuzbandes bei 81% der Patienten eine Begleitläsion. Es kam bei 80% zur einer Mitbeteiligung des medialen (64%) oder lateralen (16%) Seitenbandes. Dabei bestand in 41% eine Überdehnung ohne klinisch fassbare Instabilität, in 18% eine klinisch fassbare Instabilität und in 21% eine Ruptur des medialen (13%) oder lateralen (8%) Seitenbandes. Meniskusverletzungen fanden sich bei 62% der Patienten mit vorderer Kreuzbandruptur. Der mediale Meniskus war bei 25% betroffen. Es lag bei 2% eine partielle und bei 23% eine komplette Ruptur des medialen Meniskus vor. Der laterale Meniskus war bei 41% der Patienten verletzt, mit 18% partiellen und 23% kompletten Rupturen. 2 Patienten hatten eine Läsion beider Menisci. Knorpelverletzungen wurden bei 20% der Patienten beobachtet. Es handelte sich dabei 6mal um Knorpelfrakturen und 6mal um signifikante Fibrillationen der Knorpeloberfläche [23].

■ **Zusammenfassend** lässt sich feststellen, dass die akute Ruptur des vorderen Kreuzbandes in der Regel im Rahmen von Kombinationsverletzungen auftritt. Der Umkehrschluss ist aus gutachterlicher Sicht wiederum nicht möglich. Die akute vordere Kreuzbandruptur kann also auch als isolierte Verletzung auftreten. Bei Kombinationsverletzungen sind am häufigsten die medialen Kapselbandstrukturen und die Menisci betroffen.

Folgeschäden

Eine wesentliche Schwierigkeit in der Beurteilung und Begutachtung von Verletzungen des vorderen Kreuzbandes liegt in der Beantwortung der Frage, ob die Bandläsion zwangsläufig und bei jedem Patienten zu Folgeschäden, Beschwerden und Behinderungen führt. Muss die vordere Kreuzbandruptur obligat als präarthrotische Deformität gewertet werden? Letzlich kann die Frage nach dem Spontanverlauf der unbehandelten vorderen Kreuzbandruptur nur durch Langzeitbeobachtung von homogenen Patientengruppen beantwortet werden.

McDaniel konnte in einer retrospektiven Studie 52 Kniegelenke von 49 Patienten über einen durchschnittlichen Nachbeobachtungszeitraum von 14 Jahren (8-47 Jahre) verfolgen. 16 Patienten beklagten im Rahmen der Nachuntersuchung keinerlei Schmerzen oder Einschränkungen. Bei diesen Patienten traten keine Instabilitätsepisoden auf. 36 Patienten mit rupturiertem Kreuzband konnten auch nach 14 Jahren aktiv an dynamischen Sportarten teilnehmen. Bei der klinischen Untersuchung zeigten 45 Gelenke einen positiven Lachmann-Test, 42 einen positiven Pivot-shift-Test. Ein funktioneller Knie Score (HSS-Knee-Follow-up-Score) zeigte bei 15 Kniegelenken ein gutes oder sehr gutes Resultat, 35 ein mäßiges Resultat und 2 ein schlechtes Resultat. Radiologisch bestanden bei 12 Gelenken eine Verschmälerung des Gelenkspaltes und bei 5 Kniegelenken eine definitive Gonarthrose. Bei 86% der Patienten wurde während des Nachuntersuchungszeitraums ein komplette oder partielle Entfernung eines oder beider Menisci nötig [19].

Seitz untersuchte 39 Patienten im Mittel 8,5 Jahre nach Ruptur des vorderen Kreuzbandes. Bei lediglich 8% der Patienten war das betroffene Knie im Rahmen der klinischen Untersuchung als stabil zu bezeichnen. 25% konnten auf gleichem Aktivitätsniveau Sport betreiben wie vor der Verletzung. Bei allen Patienten zeigten sich radiologisch degenerative Veränderungen. Die Ergebnisse operativ versorgter Patienten waren in der gleichen Studie deutlich besser [27].

Satku beobachtete 97 Kniegelenke über einen mittleren Zeitraum von 6 Jahren. Initial konnten 63% sportliche Aktivität auf gleichem Niveau wie vor der Verletzung wieder aufnehmen. Nach 6 Jahren war dies nur für 27% der Patienten möglich. 58% wurden im Beobachtungszeitraum meniskektomiert, bei diesen Patienten zeigten sich zum Zeitpunkt der Nachuntersuchung signifikante Arthrosezeichen [26].

Andersson veröffentlichte 1992 eine prospektive Studie, in der er konservative und operative Therapie der vorderen Kreuzbandruptur verglich. Nach einem Beobachtungszeitraum von 5 Jahren konnten 23% der Patienten ohne Kreuzbandersatz Sport auf gleichem Niveau wie vor der Verletzung ausüben. In der Gruppe der operierten Patienten war dies bei 52% der Patienten möglich [1].

Zusammenfassend lässt sich aus den mittel- bis langfristigen Verlaufsstudien sagen, dass offensichtlich ein gewisser Anteil der Patienten in der Lage ist, die Ruptur des vorderen Kreuzbandes auch langfristig funktionell zu kompensieren, ohne dass es dabei zu Einschränkungen in der Sportfähigkeit und radiologisch fassbaren degenerativen Veränderungen kommt. Die vordere Kreuzbandruptur scheint also zumindest in den beobachteten Zeiträumen keine obligate präarthrotische Deformität zu sein. Bei der Mehrzahl der Patienten kommt es nach unbehandelter Kreuzbandruptur jedoch zu einer zunehmenden Kniegelenksschädigung, an deren Ende die Gonarthrose stehen kann. Am Anfang dieser Entwicklung steht oft die Meniskusschädigung, da die Menisci als sekundäre Stabilisatoren der anterior-posterioren Translation die volle Funktion des fehlenden vorderen Kreuzbandes nicht ersetzen können und infolgedessen chronisch überlastet werden. Im weiteren Verlauf treten dann zunehmende Knorpelschäden und letztlich radiologisch fassbare degenerative Veränderungen auf. Der Schluss von der Schwere der radiologischen Veränderungen auf die Beschwerden und funktionellen Beeinträchtigungen eines Patienten ist jedoch nur bedingt möglich. Als Risikofaktoren für eine fortschreitende Kniegelenksschädigung und Entwicklung einer Arthrose gelten junges Alter, hohes sportliches Aktivitätsniveau, das der Patient auch nach der Verletzung beibehalten möchte, schwerwiegende initiale Instabilität, signifikante Begleitverletzungen der Seitenbänder und Menisci sowie ein ungünstiger Konstitutionstyp mit varischen Beinachsen und generalisierter Kapsel-/Bandlaxität [18].

Zusammenfassung

Die Kreuzbänder bilden im zentralen Komplex des Kniegelenkes die entscheidenden passiven Führungselemente, die als kinematisches Grundgerüst des Gelenkes den physiologischen Roll-Gleit-Mechanismus erst ermöglichen. Die Inzidenz schwerer Kniegelenksverletzungen ist steigend, am häufigsten ist dabei das vordere Kreuzband in Kombination oder isoliert betroffen. Die meisten Kreuzbandläsionen ereignen sich im Rahmen sportlicher Betätigung, führend sind hierbei Kontakt- und Kampfsportarten sowie Sportarten, in denen hohe Geschwindigkeiten oder erhöhte Stop and Go- bzw. Rotationsbelastungen auftreten.

Biomechanische Untersuchungen konnten zeigen, dass die Reissfestigkeit des vorderen Kreuzbandes, die geschätzte Belastung unter alltäglichen Bedingungen deutlich übertrifft. Zur Ruptur eines gesunden vorderen Kreuzbandes müssen also Kräfte einwirken, die alltägliche Belastungen erheblich übersteigen. Biomechanische Studien an Leichenpräparaten, die die physiologischen Freiheitsgrade des Kniegelenkes nicht berücksichtigen, sind nur eingeschränkt auf den Menschen übertragbar.

Der grundlegende Mechanismus einer Kreuzbandruptur ist die Subluxation bzw. Luxation des Kniegelenkes. Dazu kann es im Rahmen verschiedener Unfallmechanismen kommen. Genannt werden das Außenrotations-Flexions-Valgisationstrauma, Hyperextensionstraumata, Hyperflexionstraumata und Innenrotationstraumata. Die Verletzung des vorderen Kreuzbandes kann auch bei niedrigen Geschwindigkeiten, ohne Gegnerkontakt und Sturz des Sportlers auftreten.

Insbesondere bei langer Kniegelenksanamnese mit rezidivierenden Instabilitätsepisoden kann es schwierig sein, das auslösende Unfallereignis zu definieren. Akute Kreuzbandrupturen können auch ohne akute, starke Schmerzhaftigkeit auftreten. Ein blutiger Kniegelenkserguss ist ein wichtiger Hinweis auf das Vorliegen einer Kreuzbandläsion. Das Fehlen eines Hämarthros schließt das Vorliegen einer Bandruptur jedoch nicht aus, auch kann es bei chronischer Instabilität durch Einriss der Synovia zu einem Hämarthros kommen. Der zuverlässigste klinische Test der akuten vorderen Kreuzbandruptur ist der Lachmann-Test. Bei der arthroskopischen Altersbestimmung einer Kreuzbandruptur muss mit einer hohen Interobservervarianz gerechnet werden. Die histologische Altersbestimmung ist nur einige Monate nach der Verletzung möglich.

Die vordere Kreuzbandruptur tritt öfter kombiniert als isoliert auf. Von Begleitverletzungen sind am häufigsten die Menisci und die medialen Kapselbandstrukturen betroffen.

Folgeschäden im Sinne einer frühzeitigen und fortschreitenden Gonarthrose mit erheblichen Beschwerden und funktionellen Einschränkungen müssen nach Kreuzbandruptur nicht zwangsweise auftreten. Insbesondere bei jungen, sportlich sehr aktiven Patienten, mit initial schwerem Trauma und erheblicher Bandinstabilität ist mit diesen Folgeschäden jedoch zu rechnen. Die fortschreitende Gelenkschädigung beginnt in der Regel mit Meniskusläsionen.

Die eingangs gestellten gutachterlichen Fragen nach der Ursache und den Folgeschäden einer Kreuzbandruptur sind in der Regel nur in Zusammenschau aller vorhandenen biomechanischen, anamnestischen und klinischen Informationen zu beantworten. Die Beurteilung und Begutachtung von Kreuzbandschäden auf dem Boden weniger Einzelbefunde ist sicher nicht möglich.

Literatur

1. Andersson C, Gillquist J (1992) Treatment of acute isolated and combined ruptures of the anterior cruciate ligament. Along term follow-up study. Am J Sports Med 20(1):7-12
2. Bak K, Scavenius M, Hansen S, Norring K, Jensen KH, Jorgensen U (1997) Isolated partial rupture of the anterior cruciate ligament. Long term follow-up of 56 cases. Knee Surg Sports Traumatol Arthrosc 5(2):66-71
3. Beynnon BD, Flemming BC (1998) Anterior cruciate ligament strain in-vivo: a review of previous work. J Biomech 31(6):519-525
4. Cerulli G, Aisab G, Bensi G, Proietti M (1991) Is it possible to prevent an acl rupture? Abstract book. Combined Congress of the International Arthroscopy Associaton and the International Society of the Knee, 13-17 May, Toronto, pp 13-17
5. Eriksson E (1983) Ivar Palmer. A great name in the history of cruciate ligament surgery. Clin Orthop 172:3-10
6. Feagin JA, Lambert KL, Cunningham RR, Anderson LM, Riegel J, King PH, Van Genderen L (1987) Consideration of the anterior cruciate ligament injury in skiing. Clin Orthop 216:13-18
7. Fu FH, Bennett CH, Lattermann C, Ma CB (1999) Current trends in anterior cruciate ligament reconstruction. Am J Sports Med 27(6):821-830
8. Geyer M, Wirth CJ (1991) Ein neuer Verletzungsmechanismus des vorderen Kreuzbandes. Unfallchirurg 94:69-72
9. Grüber J, Wolter D, Lierse W (1986) Der vordere Kreuzbandreflex (LCA-Reflex). Unfallchirurg 89:551-554
10. Haut RC (1993) The mechanical and viscoelastic properties of the acl and of acl fascicles. In: Jackson DW (Hrsg) The anterior cruciate ligament: current and future concepts. Raven Press, New York, p 63
11. Hipp E, Karpf PM, Mang W (1979) Akute Sportverletzungen des Kniegelenkes. Unfallheilkunde 82:143-154
12. Hirshmann HP, Daniel DM, Miyasaka K (1990) The Fate of unoperated knee ligament injuries. In: Daniel DM, Akeson WH, O'Connor JJ (Hrsg) Knee ligaments structure, function, injury and repair. Raven Press, New York, pp 481-503
13. Jerosch J, Castro WH, de Waal Malefijt MC, Busch M, van Kampen A (1997) Interobservervarianz bei der diagnostischen Arthroskopie. Unfallchirurg 100(10): 782-786
14. Johnson RJ, Pope MH, Weismann G, White BF, Ettlinger C (1979) Knee injury in skiing: A multifaceted approach. Am J Sports Med 7:321-327
15. Johnson RJ (1983) The anterior cruciate ligament problem. Clin Orthop. 172:14-18
16. Kennedy JC, Weinberg HW, Wilson AS (1974) The anatomy and function of the anterior cruciate ligament. J Bone Joint Surg (A) 56:223-235

17. Könn G (1967) Morpholgie der spontanen Sehnenruptur. H Unfallheilk 91:255–261
18. Lobenhoffer P, Tscherne H (1993) Die Ruptur des vorderen Kreuzbandes. Unfallchirurg 96:150–168
19. McDaniel WJ, Dameron TB (1983) The untreated anterior cruciate ligament rupture. Clin Orthop 172:158–163
20. Messner K, Maletius W (1999) Eighteen-to twenty-five-year follow-up after acute partial anterior cruciate ligament rupture. Am J Sports Med 27(4):455–459
21. Miyasaka KC, Daniel D, Stone ML, Hirshman P (1991) The incidence of knee ligament injuries in the general population. Am J Knee Surg 4:3–9
22. Noyes FR, Grood ES (1976) The strength of the anterior cruciate ligament in humans and rhesus monkeys. J Bone Joint Surg (A) 58:1074–1082
23. Noyes FR, Basset RW, Grood ES, Butler DL (1980) Arthroscopy in acute traumatic hemarthrosis of the knee. J Bone Joint Surg (A) 62:687–695
24. Noyes FR, McGimmis GH, Grood ES (1985) The variable functional disability of the anterior cruciate ligament deficient knee. Orthop Clin North Am 16:47–67
25. Rauch G, Allzeit B, Gotzen L (1988) Biomechanical studies of the tensile strength of the anterior cruciate ligament with special reference to age-dependence. Unfallchirurg 91(10):437–443
26. Satku K, Kumar VP (1986) Anterior cruciate ligament injuries. To counsel or to operate? J Bone Joint Surg (B) 68(3):458–461
27. Seitz H, Chrysopoulos A, Egkher E, Mousavi M (1994) Langzeitergebnisse nach vorderem Kreuzbandersatz im Vergleich zur konservativen Therapie. Chirurg 65:992–998
28. Schultz RA, Müller DC, Kerr CS, Micheli L (1984) Mechanoreceptors in human cruciate ligaments. An histological study. J Bone Joint Surg (A) 66:1072–1076
29. Schutte MJ, Dabezies EJ, Zimny ML, Happel LT (1987) Neural anatomy of the human anterior cruciate ligament. J Bone Joint Surg (A) 69:243–247
30. Simonsen O, Jensen J, Mouritsen P, Lauritzen J (1984) The accuracy of clinical examination of injury of the knee joint. Injury 16(2):96–101
31. Wirth CJ, Kolb M (1985) Hämarthros und isolierte vordere Kreuzbandruptur. Unfallchirurg 88(9):419–423
32. Woo SL, Hollis JM, Adams DJ, Lyon RM, Takai S (1991) Tensile properties of the human femur-anterior cruciate ligament-tibia complex. The effect of specimen age and orientation. Am J Sports Med 19(3):217–225
33. Woo SL, Debski RE, Withrow JD, Janhaushek MA (1999) Biomechanics of knee ligaments. Am J Sports Med 27(4):533–543
34. Zimny ML, Schutte MJ, Dabezies EJ (1986) Mechanoreceptors in the human anterior cruciate ligament. Anat Rec 214:204–209

Diskussion

1. Kann man einer Kreuzbandruptur sicher sein, wenn es doch starke Unterschiede in der Diagnostik zwischen den Operateuren gibt (man denke an die bekannte Interobserverstudie von Jerosch, Castro, Busch)? Was sichert die Diagnose?

Die frische LCA Ruptur stellt sich in der Regel arthroskopisch mit aufgefaserten Bandenden dar. Das angloamerikanische Schrifttum bezeichnet diesen Aspekt als sog. „mop-end appearence" (10). Bei der älteren Bandruptur sind die Bandstümpfe entweder gar nicht mehr vorhanden oder zeigen ein „stummeliges", abgerundetes Aussehen. Trotz der hohen Interobservervarianz bei der Beurteilung arthroskopischer Befunde (13) behält diese Erkenntnis ihre Gültigkeit. Im Zweifelsfall müssen die Photo- oder Videodokumentationen bei der Begutachtung selbst herangezogen werden. Insgesamt kann die Beurteilung ob eine LCA Ruptur frisch oder alt ist jedoch in der Regel nicht nur anhand des arthroskopischen Aspektes erfolgen, vielmehr müssen sämtliche klinischen, radiologischen, arthroskopischen und histologischen Befunde herangezogen werden.

2. Wie kann man alte und frische Kreuzband-Rupturen unterscheiden (histologischer Befund?)?

Innerhalb der ersten Monate nach einem Trauma ist es histologisch möglich, frisch-traumatische von degenerativen Veränderungen zu unterscheiden. Auch nach diesem Zeitraum sollte die histologische Aufarbeitung erfolgen, da verschieden alte Gewebsveränderungen den chronischen Charakter einer Schädigung belegen können, auch erhält der Nachweis frischer Gewebsnekrosen bei lange zurückliegendem angeschuldigten Ereignis besondere gutachterliche Bedeutung.

8 Die Osteochondrosis dissecans am Knie- und Sprunggelenk – traumatisch oder anlagebedingt?

K. A. WITT, J. STEINBECK

Einleitung

Die Osteochondrosis dissecans (OD) ist eine lokalisierte Erkrankung der konvex gelegenen Gelenkknorpelanteile, die sekundär zu einem osteochondralen Dissekat führen kann. Hauptsächlich ist sie an Knie-, Sprung- und Ellenbogengelenk zu finden.

Es wurden viele Theorien zur Ätiologie vorgeschlagen, bisher konnte keine als allgemein gültig anerkannt werden, ebenso konnte keine eine adäquate Erklärung für die Entstehung der Läsion geben. Es scheint als sei die Läsion multifaktorieller Genese, es werden traumatisch/mikrotraumatische, vaskuläre, genetische, endogene und infektiöse Ursachen diskutiert, die in Abhängigkeit vom betroffenen Gelenk und dessen dortiger Lokalisation variiert.

■ **Epidemiologie.** Die OD betrifft zwei Patientengruppen, die sich im Status der Epiphysenfugen unterscheiden. Kinder und Jugendliche im Alter zwischen 5 und 15 Jahren mit offenen Wachstumsfugen sind von der juvenilen Form der Erkrankung betroffen [12, 25]. Jugendliche mit geschlossenen Wachstumsfugen und Erwachsene werden der adulten Form zugeordnet. Selten sind Patienten unter 5 Jahren oder älter als 50 Jahre betroffen [31]. Am häufigsten findet sich die Erkrankung bei männlichen Jugendlichen, besonders bei Sportlern [1]. Das am häufigsten betroffene Gelenk ist mit ca. 75% das Kniegelenk [18]. Die Inzidenz am Knie beträgt 3–6 pro 10000 [22]. Dabei ist die mediale Femurkondyle wiederum am häufigsten betroffen (50–75%), seltener der laterale Kondylus, Patella oder Trochlea femoris [8].

Der Talus ist in 4% der OD-Fälle betroffen. Die Inzidenz wird mit ca. 9–50/100000 angegeben. Die Läsion ist häufig am lateralen Talusrand ventral und am medialen Rand dorsal und mittig lokalisiert, selten zentral in der Gelenkfläche [8].

- **Pathogenese.** Allgemein lassen sich vier Stadien unterscheiden [8].
- Die Erkrankung beginnt mit der subchondralen Osteonekrose (Stadium I). Es werden Reparationsvorgänge induziert, die zur restitutio ad integrum führen können. Wirken jedoch weiter ungünstige Kräfte auf die Läsion ein, verdichtet der subchondrale Knochen weiter und die Erkrankung schreitet weiter fort.
- Das zweite Stadium wird als Sklerosierung bzw. Demarkation bezeichnet. Die Knorpelschicht ist intakt.
- Das Dissekat in situ (Stadium III) erklärt sich durch eine das Dissekat umgebene Demarkationszone. Hier ist der Knorpel erweicht bzw. ausgedünnt und bei der Prüfung mit dem Tasthaken lässt sich eine verminderte Stabilität gegenüber dem umgebenden Knochen feststellen. Fortbestehende Gelenkbelastungen und -bewegungen führen vermutlich zu Fissuren und/oder Ausdünnungen in der Knorpelrandzone [8].
- Löst sich das Dissekat, wird Stadium IV, der freie Gelenkkörper, erreicht.

Osteochondrosis dissecans des Kniegelenkes

- **Klinik.** Das klinische Erscheinungsbild der OD ist abhängig vom Erkrankungsstadium. In frühen Stadien können geringe belastungsabhängige Gelenkschmerzen und rezidivierende Gelenkergüsse auftreten. Bewegungsschmerzen werden in unterschiedlicher Intensität angegeben. In fortgeschrittenem Stadium mit freiem Dissekat werden Bewegungseinschränkungen, Gelenksperren und Instabilitätsgefühl beschrieben. Das Alter der Erstdiagnose liegt zwischen 11,3 und 13,4 Jahren [13, 14]. In 70% der Fälle sind Männer betroffen [39].

- **Klinischer Befund.** In frühen Stadien beschreiben die Patienten nur schlecht umschriebene Schmerzareale, in späteren Erkrankungsstadien können deutlich umschriebene Schmerzpunkte angegeben werden. Die klinische Untersuchung kann einen Gelenkerguss zeigen. Selten ist Krepitation femorotibial tastbar. Bisweilen ist bei betroffener medialer Femurkondyle der Gang in Außenrotation zu beobachten. Als klinisches Zeichen wurde das Wilson-Zeichen beschrieben [48]. Der Patient gibt Schmerzen bei 30° Streckung und Außenrotation der Tibia an.

- **Bildgebung.** Die OD zeigt sich im Nativröntgenbild als umschriebener sklerotischer subchondraler Verdichtungsbezirk, der sich durch eine Aufhellungslinie von der restlichen Epiphyse abgrenzt. Oft lässt sich die Läsion durch die Tunnelaufnahme am besten darstellen [37]. Die konventionelle Radiologie ist ein sicheres Verfahren zur Primärdiagnostik und Lokalisation der OD, weiter können freie Gelenkkörper gut dargestellt werden [26]. Zudem die ist Beurteilung von Sekundärveränderungen wie Arthrosen möglich.

Das bildgebende Verfahren der Wahl ist die Magnet-Resonanz-Tomografie [20, 26, 29, 36, 40]. Die MRT kann über die klinischen und radiologischen Untersuchungsergebnisse hin Zusatzinformationen liefern, so dass sie für die präoperative Diagnostik von entscheidender Bedeutung ist [26]. Intravenös appliziertes Kontrastmittel verbessert die Aussagekraft über die subchondrale Knochendurchblutung bzw. -vitalität [8]. Die meisten heute gebräuchlichen Einteilungen basieren auf den MRT-Befunden. Die MRT eignet sich außerdem sehr gut zur Verlaufsbeobachtung.

Die Knochenszintigrafie und Computertomografie haben aufgrund der MRT an Stellenwert verloren.

Diagnostik. Neben klinischer Untersuchung und der Bildgebung spielt die Arthroskopie die entscheidende Rolle. Das Gelenk kann vollständig inspiziert werden, der Knorpel kann direkt eingesehen und auf seine Festigkeit mechanisch überprüft werden. Es können weitere pathologische Veränderungen wie Synovialitiden erkannt und direkt therapiert werden. Entsprechende therapeutische Behandlungsmaßnahmen der OD können direkt angeschlossen werden.

Ätiologie. Die Osteochondrosis dissecans scheint ihre Ursache am ehesten in rezidivierenden Mikrotraumatisierungen zu haben, der eindeutige Beweis fehlt jedoch noch.

Daher ist eine häufig vertretene These, das die OD als Folge einer erhöhten mechanischen Beanspruchung des Kniegelenkes zu sehen ist [4, 9, 10, 11, 28]. Zu den rezidivierenden Mikrotraumata wurden als Ursache Dehnung der dorsalen Kapsel, Scherkräfte durch Patelladruck, Impingementmechanismus der Tubercula intercondylaria, direkte Knorpelkontusionen, direkter Druck der Patella auf die Kondylen sowie eine Druckerhöhung auf die Kondylen durch die Tibiagelenkfläche bei Endrotation in Knieextension vermutet.

Die Erhöhung der Beanspruchung durch mechanische Überlastung kann Folge einer vermehrten sportlichen Aktivität, Veränderung der Beinachsen oder einer Bandinstabilität sein. Die Folge dieser repetitiven Mikrotraumata sind Veränderungen des subchondralen Knochens, die in einer manifesten OD enden können. Biomechanisch-experimentelle Arbeiten zeigen, das Gelenkbelastungen ohne wesentliche Minderungen durch elastische Verformung des Knorpels dem subchondralen Knochen mitgeteilt werden. Radin und Rose diskutierten eine pseudarthrotische Reaktion nach Mikrofraktur des subchondralen Knochen durch repetitive Mikrotraumata [41]. Die Heilung bleibt durch weiterbestehende Überlastungen gestört und die Pseudarthrose entwickelt sich weiter. Wiederholende Belastungen auf eine verletztes osteochondrales Areal können zu einer Läsion im Sinne einer OD führen [27].

Neben älteren Arbeiten diskutierte Garrett ein Trauma als Ursache für eine OD [24]. Ein direktes Trauma kann eine transchondrale Fraktur verursachen. Jedoch spricht die Lage der OD posterolateral gegen die Theorie eines direkten Trauma [39], viele Autoren erwägen eher das indirekte Mikrotrauma als Ursache [1, 46].

Die klassische osteochondrale Fraktur der lateralen Femurkondyle nach Patellaluxation muss als eigene Krankheitsentität gesehen werden [32, 34]. Eine der OD ähnliche Läsion kann aus einer Osteonekrose entstehen [23]. Die osteochondrale Fraktur nach Osteonekrose muss ebenfalls als klinische Entität gesehen werden und von der OD abgegrenzt werden [45].

Weiterhin wird eine vaskuläre Ätiologie diskutiert [17, 21]. Eine abnormale Struktur des subchondralen Knochen soll Prädisposition einer pathologischen Fraktur sein. Eine Minderperfusion der Femurkondylen konnte jedoch nicht bewiesen werden, Rogers und Gladstone fanden sogar eine sehr gute Blutversorgung [43]. Auch histologische Untersuchungen des Dissekates sprechen gegen eine vaskuläre Genese [17].

Einige Autoren nehmen eine genetische Prädisposition an [39, 47]. Es wurde über eine Koinzidenz mit anderen aseptischen Osteonekrosen wie Morbus Legg-Calve-Perthes berichtet [49]. Die genetische Ätiologie konnte bisher jedoch nicht bewiesen werden.

Zusammenhänge mit hormonellen Störungen, Störung des Fettstoffwechsels und morphologisch-dysplastische Veränderungen konnten nicht eindeutig nachgewiesen werden [8]. Auch Ossifikationsstörungen wurden als ätiologische Aspekte diskutiert, jedoch auch hier fehlt der endgültige Beweis [5, 30].

Osteochondrosis dissecans des Sprunggelenkes

■ **Klinik.** Die OD des Sprunggelenkes ist charakterisiert durch belastungsabhängige Gelenkschmerzen. Häufig werden Bewegungseinschränkungen beschrieben, die das Gangbild störend verändern. Die Schmerzintensität ist abhängig vom Erkrankungsstadium. Das Alter der Erstdiagnose liegt in der Regel im frühen Erwachsenenalter. Schwellungen werden häufig beobachtet.

Über eine frühere Verletzung des Sprunggelenkes - die Patienten beschreiben ein Distorsionstrauma - wird häufig berichtet.

Die Läsion kann im posteromedialen oder anterolateralen Aspekt des Talus liegen. Die posteromedial gelegenen Läsionen sind in der Regel asymptomatisch, in der Anamnese liegt kein Trauma vor. Bauer et al. berichten im Langzeit-Follow up über beschwerdefreie Patienten mit einer in 87% medialen Läsion [6]. Rödén et al. postuliert, das die mediale OD am Talus nicht Traumafolge sei, des weiteren würde sie mit weniger Symptomen einhergehen und heile folgenlos aus [42]. Im Gegensatz dazu ist die lateral gelegene OD des Talus häufig symptomatisch und Traumafolge [2, 15, 33, 35, 50].

■ **Klinischer Befund.** In der klinischen Untersuchung lassen sich neben Schwellungen Krepitationen in Bewegungsprüfung tasten. Der Gelenkspalt ist in Abhängigkeit von der Lokalisation anterolateral oder posteromedial druckschmerzhaft. Häufig ist ein Kompressionsschmerz und Schmerzverstärkung in maximaler Dorsiflexion oder Plantarflexion auslösbar.

Bildgebung. Das Erscheinungsbild im Nativröntgenbild unterscheidet sich nicht von dem der OD am Kniegelenk. Eine weit verbreitete 4-Stadien Klassifikation wurde von Berndt und Harty eingeführt [7]. Auch hier gilt wie für das Kniegelenk, dass das Röntgenbild in zwei Ebenen und die Magnet-Resonanz-Tomografie die bildgebenen Verfahren der Wahl darstellen [19, 20, 51].

Ätiologie. Die Ätiologie am Sprunggelenk erscheint klarer als am Kniegelenk, dennoch wird sie in der Literatur weiter kontrovers diskutiert.

Ein Trauma mit tibiotalarer Subluxation resultiert in einem Anprall des Talus an Tibia oder Fibula. Berndt und Harty, die in den 60iger Jahren biomechanische Versuche durchführten, beschrieben die osteochondrale Veränderung als transchondrale Fraktur, die nicht verheilt ist. Sie zeigten, dass die anterolateralen Läsionen durch Anprall des Talus gegen die Fibula in Inversion und Dorsiflexion entstehen [7]. Auch Canale und Belding schlossen aus ihren Untersuchungen, dass die lateral gelegenen Läsionen einem Trauma zu Folge entstehen [16]. Athanasiou und Mitarb. untersuchten die Elastizität der Knorpeloberfläche des Tibiotalargelenkes. Sie zeigten deutliche Veränderungen in den posteromedialen Gelenkanteilen, sie deuten die Veränderungen als Folge repetitiver Mikrotraumata [3]. Canale und Belding zeigten, dass die medial gelegenen Läsionen nicht Traumafolge sind [16].

Hinweise zu Begutachtung. Die Ätiologie der Osteochondrosis dissecans ist weiter ungeklärt. Biomechanische Einflüsse scheinen den größten Einfluss zu haben. Die nicht traumatische Entstehung ist die Regel. Zusammenfassend erscheinen Mikrotraumata und biomechanische Überlastung führend, andere ätiologische Hinweise konnten nicht sicher geklärt werden.

Sicher abzugrenzen ist die osteochondrale Fraktur oder „flake fracture", insbesondere nach Patellaluxation. Diese Läsion mit Bildung eines freien Gelenkkörpers ist als Unfallfolge zu werten.

Eine Osteochondrosis dissecans am lateralen Talus wird als Traumafolge bewertet, bei einer Läsion des medialen Talus spricht die Ätiologie gegen einen Traumazusammenhang.

Ebenfalls abzugrenzen ist die osteochondrale Fraktur nach Osteonekrose, hier ist ein Unfallzusammenhang nicht herzustellen.

Liegt ein freier Gelenkkörper vor, der Folge eines zuvor stattgehabten Traumas ist, sind die Sekundärschäden i.d.R. als Teilursache und die Schäden als mittelbare Folgen des Unfalls zu werten. Konnte ein freier Gelenkkörper vor Trauma nachgewiesen werden, ist auch bei einem bekannten Unfallgeschehen die Vorschädigung des Gelenkes Ursache für den bestehenden Schaden, der Unfall ist als Gelegenheitsursache zu werten.

Literatur

1. Aichroth P (1971) Osteochondritis dissecans of the knee. A clinical survey. J Bone Joint Surg. 53B(3):440–447
2. Alexander AH, Lichtmann DM (1980) Surgical treatment of transchondral talardome fracture (osteochondritis dissecans). Long-term follow-up. J Bone Joint Surg 62A:646–652
3. Athanasiou KA, Niederauer GG, Schenck RC (1995) Biomechnical topography of human ankle cartilage. Ann Biomed Eng 23:697–704
4. Bandi W (1978) Zur Pathogenese der Osteochondrosis dissecans (Knig) Unfallheilkunde 81:295–298
5. Barrie HJ (1980) Hypertrophy and laminar calcification of cartilage in loose bodies as probable evidence of an ossification abnormality. J Pathol 132:161–168
6. Bauer M, Jonsson K, Linden B (1987) Osteochondritis dissecans of the ankle. A 20-year follow-up study. J Bone Joint Surg 69B(1):93–96
7. Berndt AL, Harty M (1959) Transcodylar fractures (osteochondritis dissecans) of the talus. J Bone Joint Surg 41A:988–1020
8. Bruns J (1997) Osteochondrosis dissecans Orthopäde 26:573–584
9. Bruns J, Volkmer M, Lüssenhop S (1993) Pressure distribution in the knee joint. Influence of varus-valgus malalignment without and with ligament dissection. Arch Orthop Trauma Surg 113:12–19
10. Bruns J, Volkmer M, Lüssenhop S (1994) Pressure distribution in the knee joint. Influence of flexion without and with ligament dissection. Arch Orthop Trauma Surg 113:204–209
11. Bruns J, Volkmer M, Lüssenhop S (1994) Ätiopathogenetische Aspekte der Osteochondrosis dissecans der Femurcondylen. Sportverletz Sportschaden 8:192–197
12. Cahill BR (1985) Treatment of juvenile osteochondritis dissecans and osteochondritis dissecans of the knee. Clin Sports Med 4:367–384
13. Cahill BR (1995) Osteochondritis dissecans of the knee. J Am Acad Orthop Surg 3:237–247
14. Cahill BR, Berg BC (1983) 99m-technetium phosphate compound joint scintigraphy in the management of juvenile osteochondritis dissecans of the femoral condyles. Am J Sports Med 11:329–335
15. Cameron BM (1956) Osteochondritis dissecans of the ankle joint. Report of a case simulating a fracture of the talus. J Bone Joint Surg 38A:857–861
16. Canale ST, Belding RH (1980) Osteochondral lesions of the talus. J Bone Joint Surg 62A:97–102
17. Chiroff RT, Cooke CP (1975) Osteochondritis dissecans: a histologic and microradiographic analysis of surgically excised lesions. J Trauma 15:689–696
18. Clanton TO, DeLee JC (1982) Osteochondritis dissecans. History, pathophysiology, and current treatment concepts. Clin Orthop 167:50–64
19. De Smet AA, Fisher DR, Burnstein MI, Graf BK, Lange RH (1990) Value of MR imaging in staging osteochondral lesions of the talus (osteochondritis dissecans): results in 14 patients. Am J Roentgenol 154:555–558
20. Dipaola JD, Nelson DW, Colville MR (1991) Characterizing osteochondral lesions by magnetic resonance imaging. Arthroscopy 7:101–104
21. Enneking WF (1990) Clinical Musculoskeletal Pathology. Ed. 3, p 166. Gainesville, Florida, University of Florida Press; Green und Banks
22. Federico DJ, Lynch JK, Jokl P (1990) Osteochondritis dissecans of the knee: a historical review of etiology and treatment. Arthroscopy 6:190–197

23. Ficat P, Arlet J, Mazières B (1975) Osteóchondrite disséquante et ostéonécrose de l'extrémité inférieure du femur. Intéret de l'exploration fonctonelle médullaire. Sem hopitaux 51:1907-1916
24. Garrett JC (1991) Osteochondritis dissecans. Clin Sports Med 10:569-593
25. Green WT, Banks HH (1953) Osteochondritis dissecans in children. J Bone Joint Surg 35A:26-47
26. Jürgensen I, Bachmann G, Siaplaouras J, Cassens J (1996) Der klinische Wert der konventionellen Radiologie und der MRT in der Stabilitätsbeurteilung der Osteochondrosis dissecans. Unfallchirug 99:758-763
27. Koch S, Kampen WU, Laprell H (1997) Cartilage and bone morphology in osteochondritis dissecans. Knee Surg. Sports Traumatol, Arthroscopy 5:42-45
28. Kolp W, Fethke K (1982) Spannungsoptische Untersuchungen eines belasteten Kniegelenkes als Beitrag zur Ätiologie der Osteochondrosis Dissecans. Beitr Orthop Traumatol 29:493-500
29. Kramer J, Stiglbauer R, Engel A, Prayer L, Imhof H (1992) MR contrast arthrography (MRA) in osteochondrosis dissecans. J Comput Assist Tomog 16:254-260
30. Langer F, Percy EC (1971) Osteochondritis dissecans and anomalous centres of ossification: a review of 80 lesions in 61 patients. Canadian J Surg 14:208-215
31. Linden B (1976) The incidence of osteochondritis dissecans in the condyles of the femur. Acta Orthop Scandinavica 47:664-667
32. Markin M (1951) Osteochondral fracture of the lateral femoral condyle. J Bone Joint Surg 33A:262-264
33. Marks KL (1952) Flake fracture of the talus progressing to osteochondritis dissecans. J Bone Joint Surg 34B(1):90-92
34. Matthewson MH, Dandy DJ (1978) Osteochondral fractures of the lateral femoral condyle. A result of indirect violence to the knee. J Bone Joint Surg 60B(2):199-202
35. McCullough CJ, Venugopal V (1979) Osteochondritis dissecans of the talus: the natural history. Clin Orthop 144:264-268
36. Mesgarzadeh M, Sapega AA, Bonakdarpour A, Revesz G (1987) Osteochondritis dissecans: analysis of mechanical stability with radiography, scintigraphy and MR imaging. Radiology 165:775-780
37. Milgram JW (1978) Radiological and pathological manifestations of osteochondritis dissecans of the distal femur. Radiology 126:305-311
38. Mubarak SJ, Carroll NC (1979) Familial osteochondritis dissecans of the knee. Clin Orthop 140:131-136
39. Mubarak SJ, Carroll NC (1981) Juvenile osteochondritis dissecans of the knee: etiology. Clin Orthop 157:200-211
40. Nelson DW, DiPaola J, Colville M, Schmidgall J (1990) Osteochondritis dissecans of the talus and knee: prospective comparison of MR and arthroscopic classification. J Comput Assist Tomog 14:804-808
41. Radin EL, Rose RM (1986) Role of subchondral bone in the initiation and progression of cartilage damage. Clin Orthop 213:34-40
42. Rodén S, Tillegard P, Unander-Scharin L (1953) Osteochondritis dissecans and similar lesions of the talus. Report of fifty-five cases with special reference to etiology and treatment. Acta Orthop. Scandinavica 23:51-66
43. Rogers WM, Gladstone H (1950) Vascular foramina and arterial supply of the distal end of the femur. J Bone Joint Surg 32A:867-874
44. Scharling M (1978) Osteochondritis dissecans of the talus. Acta Orthop Scandinavica 49:89-94
45. Schenck JR, Goodnight JM (1996) Osteochondritis dissecans. J Bone Joint Surg 78A:439-456
46. Smilie IS (1960) Osteochondritis dissecans. Edinburgh, Churchill Livingstone

47. Stougaard J (1964) Familial occurrence of osteochondritis dissecans. J Bone Joint Surg 46B(3):542-543
48. Wilson JN (1967) A diagnostic sign in osteochondritis dissecans of the knee. J Bone Joint Surg 49A:477-480
49. Woodward AH, Decker JS (1978) Osteochondritis dissecans following Legg-Perthes disease. Southern Med J 69:943-944
50. Yuan HA, Cady AB, DeRosa C (1979) Osteochondritis dissecans of the talus associated with subchondral cysts. Reüort of three cases. J Bone Joint Surg 61A:1249-1251
51. Yulish BS, Mulopulos GP, Goodfellow DB, Bryan PJ, Modic MT, Dollinger BM (1987) MR imaging of osteochondral lesions of the talus. J Comput Assist Tomog 11:296-301
52. Yvars, MF (1976) Osteochondral fractures of the dome of the talus. Clin Orthop 114:185-191

Diskussion

? 1. Wird bei einem Supinationstrauma mehr der mediale Talus oder der laterale Talus geschädigt? Ist die laterale OD grundsätzlich eine Traumafolge und die mediale grundsätzlich degenerativ?

Die Osteochondrosis dissecans des Sprunggelenks betrifft die mediale Talusrolle. Das Supinationstrauma führt in der Regel zu einer Schädigung des lateralen Talus. Selbstverständlich kann aber auch je nach Ausmaß der Verletzung und Grad der dann bestehenden Instabilität eine Schädigung des medialen Talus bis zur Fraktur des kompletten Talus vorliegen.

? 2. Patient mit ausgeheilter OD des lateralen Talus im Kindesalter erfährt im Alter von 20 Jahren ein Supinationstrauma. 2 Jahre nach dem Trauma sieht man eine erneute OD am lateralen Talus. Ist die OD traumatisch?

Die Osteochondrosis dissecans des lateralen Talus im Kindesalter ist nicht beschrieben. Sollte sich 2 Jahre nach dem Trauma ein Knorpelschaden am lateralen Talus finden, ist dieser am ehesten als posttraumatisch zu werten.

9 Auswirkung von Frakturen am Sprunggelenk auf die Funktionsfähigkeit des Sprunggelenkes

R. Meffert, E. Brug

Einleitung

Frakturen des oberen Sprunggelenks sind mit einer Inzidenz von 1,14–1,87‰ (Lindsjö 1985, Daly et al. 1987) wahrscheinlich die am häufigsten behandelten Brüche (Praemer 1992). Sie betreffen die distale Fibula, den Innenknöchel und die gelenkbildende Tibia. Begleitend können die Syndesmose, die Membrana interossea, das Deltaband und der Kapselapparat verletzt sein (Segal und Leach 1983). Als Folge einer indirekten Gewalteinwirkung wird die Kraft bei fixiertem Fuß als Adduktion, Abduktion oder Rotation des Talus auf Tibia und Fibula übertragen. Diese Verletzungsmechanismen verursachen typische Frakturformen, die anatomisch oder nach Entstehungsmechanismus eingeteilt werden können. Frakturlokalisation, Grad der Instabilität und Dislokation, Reponierbarkeit und Retinierbarkeit sowie lokale und allgemeine Faktoren entscheiden über die Indikation zur operativen Stabilisierung.

Zur Beurteilung der Auswirkungen und Folgen dieser Verletzungsarten werden biomechanische Erkenntnisse und klinische Ergebnisse unterschiedlicher Stabilisierungsverfahren zusammengefasst. Hierbei wird auf die Dauer der Entlastung und Arbeitsunfähigkeit sowie auf die Langzeitergebnisse in Bezug auf Schmerzen, Gehleistung, Aktivität, Beweglichkeit und Röntgenergebnis einzugehen sein.

Klassifikationen

Die genetische Klassifikation nach Lauge-Hansen (1948, 1963) beruht auf experimentellen Manipulationen am Kadaver. Sie unterscheidet 4 Grundtypen unterteilt in jeweils 2–4 Untergruppen mit unterschiedlicher klinischer Häufigkeit (Tabelle 1).

Die Nomenklatur berücksichtigt die Ausgangsstellung des Fußes (Pronation oder Supination) und die Richtung der einwirkenden Kraft (Adduktion, Abduktion und Eversion). Bei der am häufigsten vorkommenden *Supinations-Eversions* Fraktur unterteilt Lauge-Hansen 4 Stadien (Abb. 1a,b).

Tabelle 1. Häufigkeiten der Frakturtypen nach der Lauge-Hansen Klassifikation (experimentell: nach Lauge-Hansen 1963; Klinisch: nach Hamilton 1984)

Frakturtyp	Häufigkeit	
	Experimentell	Klinisch
Supinations-Eversions-Fraktur	68,5%	40–75%
Supinations-Adduktions-Trauma	15,5%	10–12%
Pronations-Eversions-Fraktur	8,3%	7–19%
Pronations-Abduktions-Fraktur	6,0%	5–21%

Immer beginnt die Verletzung lateral bei dem unter Spannung stehenden Gewebe durch Ruptur der vorderen Syndesmose – teils mit knöchernem Ausbruchfragment (Stadium I) – und setzt sich als Torsionsfraktur durch den Außenknöchel (Stadium II) fort. Die Gewalt setzt sich dann durch die hintere Syndesmose – teils mit Ausbruch der Tibiahinterkante (Stadium III) – auf den Innenknöchel oder das Deltaband (Stadium IV) fort. Im Gegensatz hierzu wurde nach *Supinations-Adduktion*smechanismus eine Außenbandruptur oder Querfraktur unterhalb der Syndesmose ohne Verletzung der selbigen im Stadium I beobachtet. Setzt sich die Gewalt weiter fort (Stadium II) kommt es zu einer Meißelfraktur des Innenknöchels. Die *Pronations-Eversionsverletzungen* werden ebenso in 4 Stadien unterteilt. Zuerst rupturiert das Deltaband oder frakturiert der Innenknöchel quer (Stadium I). Danach reißt die Syndesmose (Stadium II) und bricht der Außenknöchel oberhalb der Syndesmose (Stadium III) und zuletzt bricht zusätzlich ein Tibiahinterkantenfragment aus (Stadium IV). Die *Pronations-Abduktion*sfrakturen unterteilen sich in 3 Untergruppen und beginnen ebenfalls mit einem Innenknöchelquerbruch (Stadium I). Danach reißt die vordere und hintere Syndesmose (Stadium II) und zuletzt tritt die Wadenbeinfraktur in Höhe oder oberhalb der Syndesmose ein (Stadium III).

Die pathologisch-anatomischen Klassifikationen nach *Danis* (Danis 1948) und *Weber* (Weber 1966) unterteilen die Frakturen der malleolenbildenden Fibula nach ihrer Beziehung zur Syndesmose, da diese entscheidende Bedeutung für die Stabilität der Malleolengabel besitzt (Abb. 2). Beim Typ *Weber A* liegen die Frakturen unterhalb der stets unverletzten Syndesmose. Beim Typ *Weber B* liegt die Fraktur auf Höhe der Syndesmose, die unverletzt, teils- oder komplett zerrissen sein kann. Liegt die Fraktur oberhalb der Syndesmose, ist diese stets zerrissen. Diese Frakturen gehören in die Gruppe *Typ Weber C*.

Der reine Supination-Adduktionsmechanismus (16% nach Lauge-Hansen) führt zu Frakturen unterhalb der Syndesmose und entspricht der Verletzung Typ A nach Weber (18% nach Weber). Supinations-Außenrotations- und Pronations-Abduktionsmechanismen (75% nach Lauge-Hansen) führen zu einer Ruptur des Deltabandes oder Fraktur des Innenknöchel mit einer Schräg- oder Spiralfraktur in Höhe der Syndesmose (entsprechend Typ We-

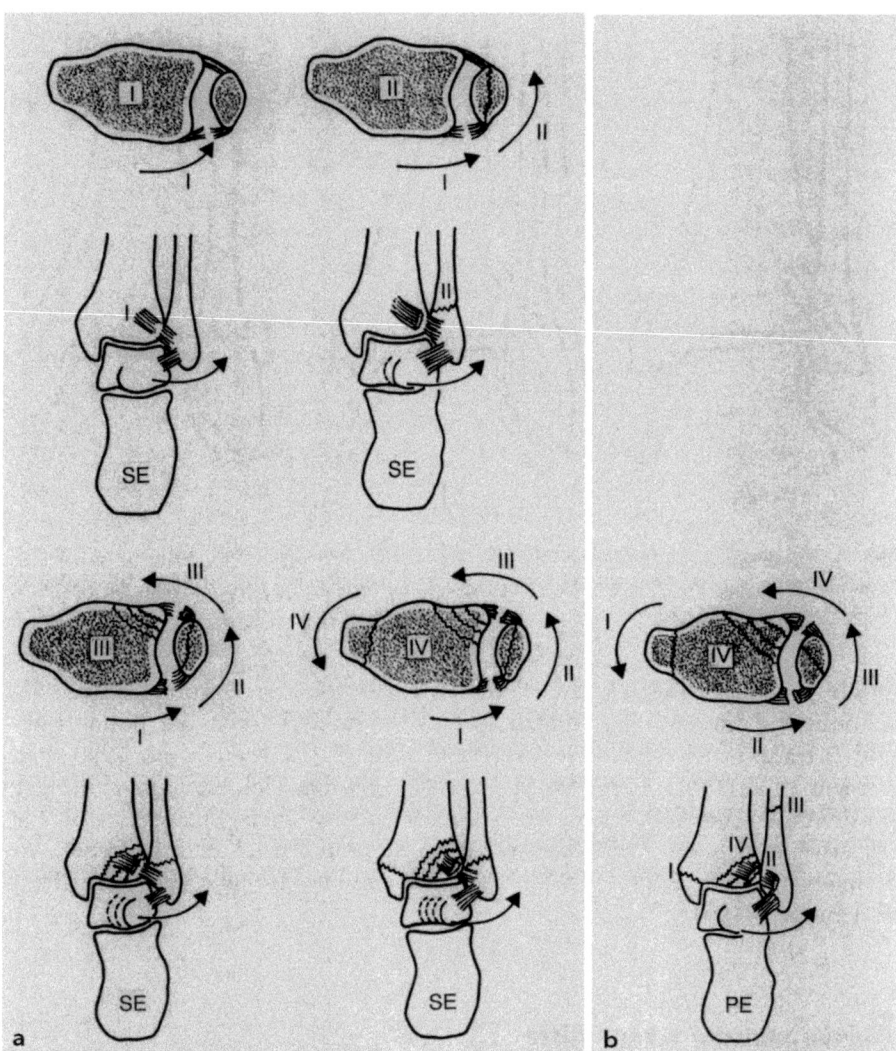

Abb. 1. a Die vier Stadien der Supinations-Eversionsverletzung nach Lauge-Hansen. Über 2/3 aller Sprunggelenksverletzungen gehen auf diesen Mechanismus zurück. **b** Die vier Stadien der Pronations-Eversionsverletzungen nach Lauge-Hansen. 7%–19% aller Sprunggelenksverletzungen beruhen auf diesem Unfallmechanismus

ber B 34%). Die schwersten Verletzungen entstehen auf proniertem Fuß nach Eversion (Lauge-Hansen) und führen zu Frakturen oberhalb der Sydesmose mit Zerreißung derselben (Typ Weber C, 47%). Weit nach proximal reichende Läsionen schließen die Ruptur der Syndesmose und der Membrana interossea ein und werden als Maisonneuve Frakturen bezeichnet.

Obwohl die Klassifikation nach Lauge-Hansen mit 13 Untergruppen Verletzungen der Syndesmose und des medialen Schadens berücksichtigt und

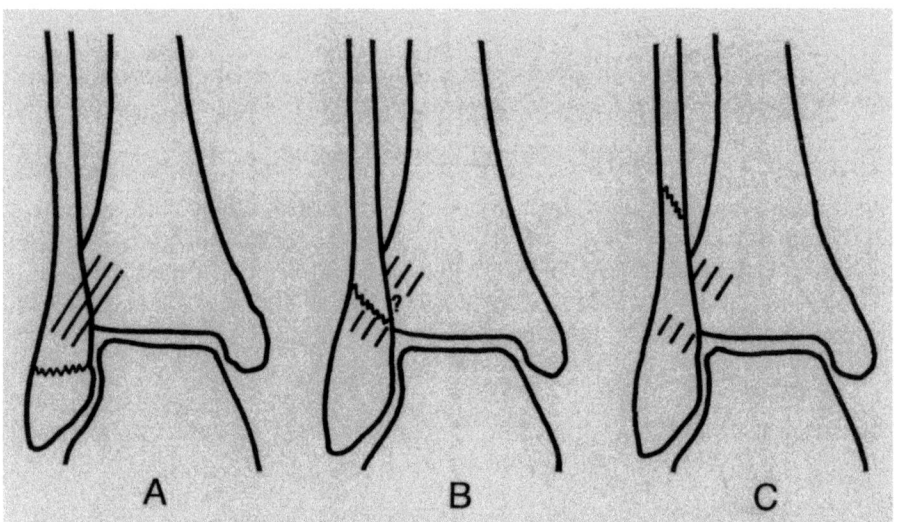

Abb. 2. Klassifikation der Außenknöchelfraktur nach Danis und Weber. Sie orientiert sich an der Höhe der Frakturlinie in Bezug auf die Syndesmose. In der Gruppe Typ Weber B kann die Syndesmose intakt oder zerrissen sein

damit sehr viel exakter die Verletzung des oberen Sprunggelenkes beschreibt, konnte eine nur mäßig gute Reproduzierbarkeit bei hoher inter- und intraobserver Variation festgestellt werden (Nielsen et al. 1990, Rasmussen et al. 1993; Thomsen et al. 1991). Sie hat sich deshalb zumindest im deutschsprachigen Raum nicht durchsetzen können. Einfacher und klarer erweist sich die Weberklassifikation, erlaubt jedoch nur begrenzte Informationen über Begleitverletzungen und das funktionelle Ergebnis (Broos und Bisshop 1991).

Biomechanische Erkenntnisse

Das obere Sprunggelenk (OSG) ist kein einfaches Scharniergelenk. Kinematische und anatomische Untersuchungen haben gezeigt, dass die Dorsal- und Plantarflexion immer mit einer Talusrotation zwischen $2°-6°$ gekoppelt ist (Chen et al. 1988) und als Präzisionsmechanismus bereits auf geringe Inkongruenz mit degenerativen Veränderungen reagiert (Schenk 1978, Riede et al. 1961). Hiernach entsteht bereits bei einer Verschiebung des Außenknöchels um 1 mm durch Kontaktflächenreduktion ein erhöhter Flächendruck um 47% (Ramsy und Hamilton 1976). Dennoch hat die distale Fibula bei der Lastübertragung unter Gewichtsbelastung während des Gangs nur 10–17%, in Neutralstellung des Fusses nur 6,4% - des Körpergewichtes zu tragen, was zum Begriff der „Leitstabfunktion" der Fibula geführt hat (Segal 1983, Lambert 1971, Takebe et al. 1984).

Wieviel Fragmentdislokation ist also akzeptabel und wann ist eine Sprunggelenksfraktur stabil? Zur Charakterisierung der „Stabilität" einer Außenknöchelfraktur wird der Schaden der Syndesmose und des medialen Gelenkkompartments herangezogen (Richter et al. 1999, Michelson 1995). Schon *Burwell und Charnley* haben 1965 darauf hingewiesen, dass ca. 85% aller Außenknöchelfrakturen ohne medialen Begleitschaden einhergehen. Yablon et al. erbrachten experimentell und klinisch den Nachweis, dass nach bimalleolärer Fraktur nur die anatomische Reposition und Retention zu einer akzeptablen Position und Kinematik des Talus führen (Yablon et al. 1977). Diese Ergebnisse konnten jedoch experimentell für isolierte Außenknöchelbrüche nicht reproduziert werden (Michelson et al. 1994, Burns et al. 1993). Nach Fibulaosteotomie konnte bei intaktem Deltaband im Kadaverexperiment keine, nach Durchtrennung desselben jedoch selbst nach Osteosynthese der Fibulaosteotomie, eine abnorme Talusdeviation gemessen werden (Michelson et al. 1993). Diese Erkenntnis bewog die Arbeitsgruppe zur Empfehlung der Kombination von Osteosynthese und Gipsruhigstellung bei begleitender medialer Bandverletzung.

Die komplette Ruptur des vorderen und hinteren Syndesmosenbandes – erkennbar an der Distanzverbreiterung zwischen Waden- und Schienbein in der Inzisur von über 6 mm (Leeds und Ehrlich 1984) – erfüllt unabhängig von der Verletzung des medialen Kompartments Instabilitätskriterien. Eine operative Stabilisierung ist deshalb indiziert. Die alleinige Stabilisierung der Osteotomie ergab bei intaktem medialen Bandapparat auch bei kompletter Durchtrennung der Syndesmose ohne Stellschraube ausreichend Stabilität des Gelenkes (Burns et al. 1993). Es gibt jedoch biomechanische Hinweise, daß dem Ausmaß der Syndesmosenruptur Bedeutung zukommt (Boden et al. 1989). Am Kadavermodell führte die distale Syndesmosendurchtrennung bis zu 30 mm Länge allein nicht, zusätzliche Innenbanddurchtrennung oder eine Syndesmosendurchtrennung von über 45 mm Länge zu signifikant veränderten Lastverteilungen im Sprunggelenk. Analog verhielten sich die intraartikulären Druckverhältnisse. Obwohl sich die tibiotalare Kontaktfläche auf 40% reduzierte und der Flächenkontaktdruck um 36% anstieg, konnte ohne Verletzung des Deltabandes bei Syndesmosenrupturen unter 30 mm Länge keine Weitung der Syndesmose oder pathologischen Talusdeviation festgestellt werden (Burns et al. 1993, Close 1956).

Klinische Erkenntnisse

Welche klinische Bedeutung biomechanische Grundlagen in Bezug auf Dislokationsgrad, Stabilität, Gelenkflächenkontakt und -druck haben, kann Nachuntersuchungsergebnissen verschiedener Verletzungsarten und Therapieverfahren entnommen werden.

Bei nicht dislozierten, isolierten Frakturen des Außenknöchels unterhalb der Syndesmose kann durch die *konservativ* funktionelle Behandlung im

Tabelle 2. Weber-Score (1966) zur Beurteilung des Behandlungsergebnisses. Bei 0 Punkten wird das Resultat exzellent, bei 1–2 Punkten als gut und bei 3 und mehr Punkten als schlecht eingestuft

Untersuchungskriterium	Bewertungsmaßstab	Punkte
Schmerzen	Beschwerdefrei	0
	Leichte Beschwerden bei starker Belastung	1
	Belastungsschmerz	3
	Spontan- und Ruheschmerz	4
Gehleistung	Normaler Gang aller Qualitäten	0
	Behinderung einer Gangqualität, kein Hinken	1
	Behinderung bei zwei Gangqualitäten, Spur Hinken	2
	Deutliches Hinken	3
	Schweres Hinken, Stockhilfe	4
Aktivität (A.)	Uneingeschränkte A.	0
	Normale berufliche, allg. leicht eingeschränkte A.	1
	Normale berufliche, aufgehobene außerberufliche A.	2
	Teilweise verminderte berufliche A.	3
	Gestörte berufliche A, Umschulung, Berufswechsel	4
Röntgenbefund	Anatomische Reposition ohne Arthrose	0
	Anatomische Reposition ohne Arthrose, Ligamentverkalkung	1
	Anatomische Unstimmigkeit nur medial	2
	Anatomische Unstimmigkeit lateral, Arthrose	3
	Hinterkantenstufe, Arthrose, Dystrophie	4
Oberes Sprunggelenk	Volle, seitengleiche Funktion	0
	Max. 10° Funktionseinbuße	1
	Über 10° Einbuße, 90° Dorsalflexion möglich	2
	Nicht fixierter Spitzfuß, Dorsalflexion max. 95°	3
	Versteister Spitzfuß, störender Spreizfuß	4
Unteres Sprunggelenk	Volle, seitengleiche Funktion	0
	Leichte Einbuße, kaum erkennbar	1
	Max. 50% Funktionseinbuße	2
	Über 50% Funktionseinbuße	3
	Kontraktes unteres Sprunggelenk	4

Gips oder in der Air-Cast Schiene unter schmerzadaptierter Vollbelastung eine gute Funktion erzielt werden, weshalb sich dieses Verfahren durchgesetzt hat (Charnley 1968, Zwipp und Scola 1988).

Kunze et al. stellten die Behandlungsergebnisse der Jahre 1952–1961 von 100 konservativ behandelten der gleichen Zahl operativ behandelter Sprunggelenksfrakturen Typ Weber B und C aus den Jahren 1976–1980 gegenüber. In beiden Kollektiven wurde nicht nach Stabilitätskriterien differenziert. Obwohl die Behandlungszeit in der Operationsgruppe nur gering kürzer war, zeigten sich sowohl klinisch als auch radiologisch deutlich bes-

Tabelle 3. Literaturangaben zur akzeptablen posterioren und lateralen Frakturdislokation in Millimetern

Autor	Jahr	Akzeptable Dislokation
Rasmussen et al.	1993	0 mm
Lehto und Tunturi	1990	0 mm
Nonnemann und Plösch	1993	1 mm
Lanz et al.	1991	2 mm
Bauer et al.	1987	2 mm
Richter et al.	1999	2 mm
Vangsness et al.	1994	5 mm

sere Ergebnisse nach operativer Stabilisierung (Kunze et al. 1983). Im gleichen Maße wie die Operationsfrequenz zunahm reduzierte sich die Zahl der Innenknöchelpseudarthrosen (Nonnemann und Plösch 1993). Kuner et al. benutzten den Weber-Score (Tabelle 2) zur Beurteilung des Ergebnisses von 100 konservativ und 105 operativ versorgten Sprunggelenksfrakturen. Während unter den konservativ behandelten Frakturen des Typs Weber B und C 65% bzw. 63% schlechte Ergebnisse zu ermitteln waren, betrug diese Rate nach operativer Stabilisierung nur 17% bzw. 15% (Kuner et al. 1975). Diese Beobachtungen werden von verschiedenen Autoren geteilt (Bohm 1990, Huges et al. 1979, Lantz et al. 1991, Wissing 1992). Der Weber-Score zeigt auch für die Begutachtung funktioneller Auswirkungen von Sprunggelenksfrakturen die wesentlichen Kriterien auf.

Der Grad der akzeptablen lateralen und posterioren Frakturdislokation wird sehr uneinheitlich beurteilt und variiert in der Literatur zwischen 0 und 5 mm (Tabelle 3). Eine Begründung der 2 mm Grenze wird in der möglichen Entstehung eines Impingement Syndroms gesehen (Richter et al. 1999).

Zur Beurteilung der Frakturdislokation sind konventionelle Röntgenaufnahmen in zwei Ebenen („true a.p." und seitliche Aufnahmen) erforderlich, auf denen der Innenknöchelspalt (sollte dem tibio-talaren Abstand entsprechen), die Distanzverbreiterung in der Inzisur zwischen Schienbein und Wadenbein (sollte unter 6 mm liegen) und die Frakturdislokation bewertet werden. Geeignete Regionen zur Messung der Dislokationen wurden von Leeds und Ehrlich (1984) beschrieben und sind schematisch in Abb. 3 dargestellt.

Bei stabilen, minimal dislozierten und isolierten Außenknöchelfrakturen auf Höhe der Syndesmose stehen sich konservative und operative Behandlung gegenüber. Der akzeptable Dislokationsgrad wird uneinheitlich beurteilt. Biomechanische Untersuchungen fordern zum gleichmäßigen Gelenkflächenkontakt eine möglichst anatomiegerechte Wiederherstellung der Malleolengabel, was die Ergebnisse klinischer Untersuchungen jedoch nicht eindeutig bestätigen. Selbst nach Fragmentdislokationen bis zu 3 mm fan-

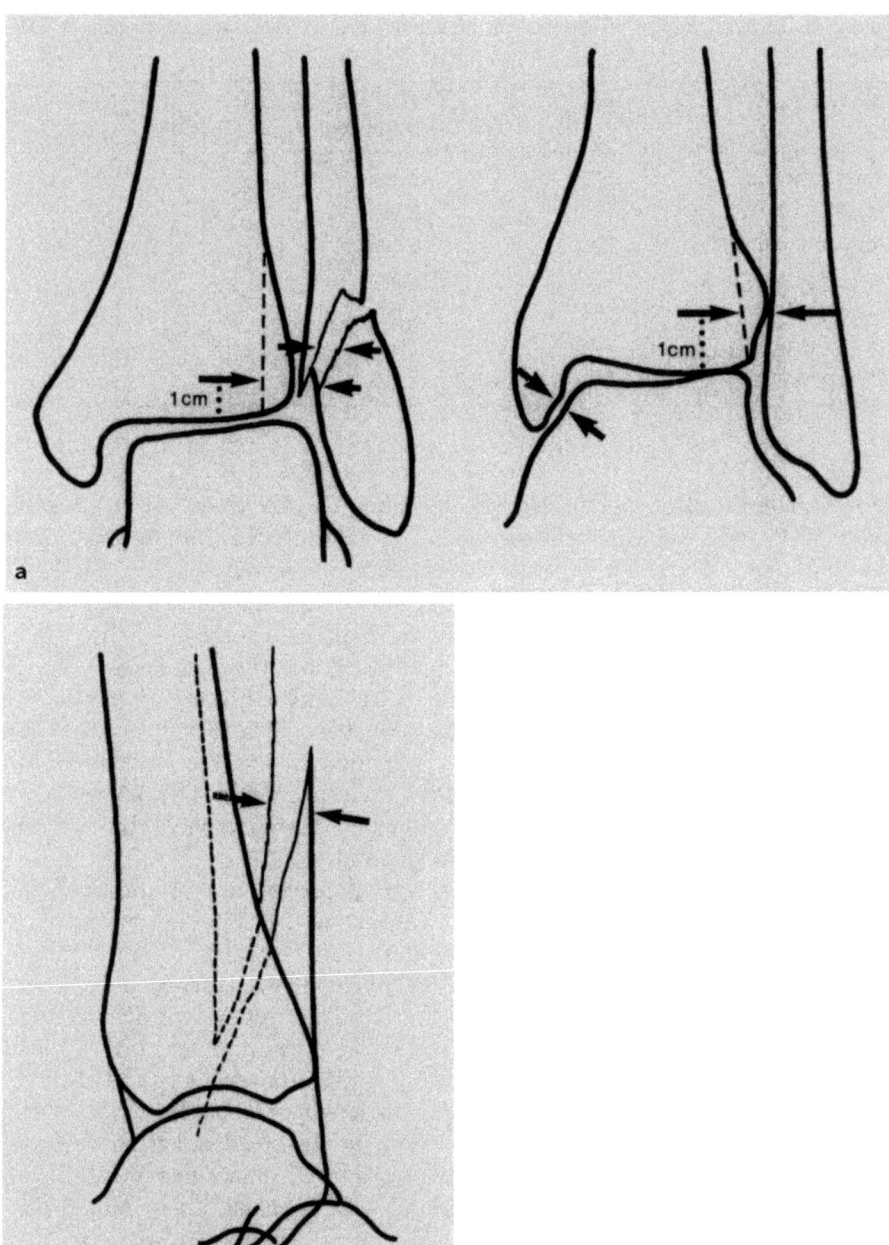

Abb. 3. Beurteilung der Frakturdislokation im Röntgennativbild (Skizze) nach Leeds und Ehrlich. Die Pfeile zeigen die Landmarks und Regionen, die im anterior-posterioren (a.-p.) und seitlichen Strahlengang konventioneller Röntgenaufnahmen zur Messung der Abstände verwendet werden können. Die Syndesmosendistanz wird 1 cm oberhalb der Gelenkfläche bestimmt und sollte 6 mm nicht überschreiten

den sich bei isolierten Außenknöchelfrakturen in zwei unabhängigen Studien bei Nachuntersuchungen (>20 Jahre follow-up) bei 94% gute klinische Ergebnisse (Bauer 1985, Kristensen und Hansen 1985).

Unter 146 isolierten Außenknöchelfrakturen vom Typ Weber B wurden nach klinischen und radiologischen Stabilitätskriterien 85 (58%) stabile Frakturen mit einer Dislokation von 2 mm oder weniger konservativ behandelt, die übrigen 61 (42%) Frakturen als instabil eingestuft und operativ versorgt. Nach konservativ behandelten Frakturen erreichten alle Patienten in der Nachuntersuchung durchschnittlich 1,5 Jahre nach der Versorgung eine gute Funktion und annähernd vollständig wiederhergestellte Leistungsfähigkeit (Richter et al. 1999).

Klinische Stabilitätskriterien wie der Zehenspitzenstand, der Schwellungszustand über der Syndesmose und dem Außenband oder Angaben des Patienten, nach dem Unfall noch Laufen zu können, geben somit gute Hinweise jedoch keine sicheren Nachweise auf den Stabilitätszustand des Sprunggelenkes. Im Zweifel wird die intraoperative Stabilitätsprüfung unter Anästhesie die höchste Aussagekraft besitzen und auch indirekten, radiologischen Stresstests überlegen sein. Es kann als gesichert gelten, dass im Gegensatz zur konservativen Behandlung die offene Reposition mit Osteosynthese zu einer exakten anatomischen Wiederherstellung der Gelenkfläche führt (Ali et al. 1987, Hughes et al. 1979, Yde). Aufgrund eines potenziellen Infektionsrisikos, was zwischen 0-2% anzunehmen ist, sollten die Vorteile der Operation evident sein (Corragee et al. 1991, Nonneman und Plösch 1993, Richter et al. 1999, eigene Ergebnisse).

Die Ergebnisse der operativen Behandlung von Weber B Frakturen ohne Verletzung der Syndesmose zeigten nahezu 100% gute Langzeitresultate (Schweiberer und Seiler 1978). Unabhängig von der Läsion der Syndesmose liegt die Rate exzellenter und guter Ergebnisse nach Weber B Frakturen beurteilt nach dem Weber-Score bei 88-90% (Hanke 1989, eigene Ergebnisse).

Die operative Stabilisierung ist bei allen instabil dislozierten Außenknöchelfrakturen auf Höhe und oberhalb der Syndesmose sowie bei Kombinationsverletzungen mit Innenbandruptur oder Innenknöchelfraktur indiziert. Sowohl biomechanische Erkenntnisse als auch klinische Ergebnisse stützen die Indikation zur offenen Reposition mit Osteosynthese.

Bei schalenförmigen Ausrissen der hinteren Syndesmose lagern sich diese nach Wiederherstellung der Fibula an und bedürfen keiner gesonderten Stabilisierung. Verletzungen der vorderen Syndesmose sollten im Rahmen der operativen Versorgung genäht oder durch transossäre Nähte refixiert werden. Die Indikation zur suprasyndesmalen Stellschraube sollte streng gestellt werden und ist nur bei subkapitalen Fibulafrakturen Typ Maisonneuve, bei denen eine direkte Osteosynthese unmöglich ist, oder bei Restinstabilität nach Abschluss einer Fibulaosteosynthese und Bandnaht (sog. Positiver Einzinker Test) erfolgen (Heim 1991, Müller et al. 1993).

Bei der Art der Implantate hat sich weltweit als Standard die Drittelrohr-Stahlplatte nach AO durchgesetzt (Carr und Trafton 1998). An der Universität Münster wird ein eigen entwickeltes Titanimplantat (TiAl5 Fe2,5) mit anatomiegerecht vorgeformter Kontur verwendet, welches im Vergleich zur Drittelrohrplatte eine vierfach höhere Biegefestigkeit und signifikant höhere Torsionsgrenzkraft aufweist und sofortige Vollbelastung erlaubt. Im prospektiven Vergleich zwischen je 50 Patienten durch Stahl-Drittelrohrplatte und Titan-Konturenplatte ergaben sich bei exakt vergleichbarer Verletzungsverteilung kürzere OP-Zeiten, kürzere Arbeitsunfähigkeit (AU) und signifikant früher erreichte Vollbelastung mit der Konturenplatte (OP-Zeit: 70 min versus 91 min; AU: 23 Tage versus 45 Tage; Vollbelastung: 23 Tage versus 44 Tage). Beurteilt nach dem Weberscore zeigten sich klinisch und radiologisch in einer Nachuntersuchung (>1 Jahr nach Versorgung) bessere Ergebnisse mit der Konturenplatte (63% versus 21% excellente, 33% vs. 57% gute und 5% vs. 21% schlechte Ergebnisse; eigene Ergebnisse).

Unter 101 bimalleolären Luxationsfrakturen nach Arbeitsunfällen ergaben Frakturen mit einem Supinations-Eversions Verletzungsmechanismus deutlich höhere Bewertungen der MdE (Minderung der Erwerbsfähigkeit). Fast 90% dieser Verletzungsgruppe erhielt eine vorläufige MdE>20%, 16% eine Dauerrente von >20%. Keiner der Patienten aus den anderen Verletzungsgruppen erhielt eine Dauerrente (Nonnemann und Plösch 1993).

Posttraumatische Funktionsstörungen und operative Behandlungsmöglichkeiten

Unter Nutzung des Weber-Scores lassen sich Funktionsstörungen in Schmerz unterschiedlicher Intensität, in Einschränkung der Gehleistung, Aktivität und Beweglichkeit sowie radiologische Alterationen unterscheiden. Zur Beurteilung gehört hierbei auch die klinischen Untersuchung der Beweglichkeit und Schmerzhaftigkeit der angrenzenden Gelenke – dem talo-kalkanearen und talo-navikularen Gelenk- sowie das Erkennen eines Impingement. Auf den Radiographien des OSG in zwei Ebenen (15° Innenrotation in der ap-Ebene) lassen sich Ligamentverkalkungen, anatomische Unstimmigkeiten mit Verschmälerung des Gelenkspaltes, Konturunregelmäßigkeiten der medialen oder lateralen Malleolenfasetten oder Osteophyten als Zeichen einer beginnenden oder manifesten Arthrose beschreiben. Zuweilen führen chondrale oder osteochondrale „flake-fractures", die im Rahmen der Akutversorgung nicht erkannt oder berücksichtigt wurden, zu freien Gelenkkörpern. Hierbei kann eine weitergehende Diagnostik durch Kernspintomographie oder Arthroskopie sinnvoll sein. Die Arthroskopie stellt hierbei nicht nur ein diagnostisches Verfahren dar, sondern ermöglicht eine „Gelenktoilette" mit Entfernung freier Gelenkkörper, Glättung aufgefaserten Knorpels oder Resektion von Kapselnarben (vgl. Meniskoidsyndrom) und osteophytären Ausziehungen. Auch die Entfernung entzündlich veränderter, hypertropher Synovia kann bei geringer ausgeprägt degenerativen Veränderungen indiziert sein (Müller et al. 1999).

Wenig verbreitet und dennoch erwähnenswert ist das Verfahren der temporären Ligamentotaxis zur Gelenkdistraktion und Druckentlastung des Knorpels. Van Valburg et al. nutzten bei posttraumatischer Arthrose des OSG eine gelenkübergreifende Ilizarov-Montage über 3 Monate und erzielten in der 2-Jahres-Nachuntersuchung eine deutliche Schmerzreduktion und Verbesserung der Beweglichkeit (Van Valburg et al. 1995). Eigene Beobachtungen mittels Distraktions-Bewegungsfixateur am Hüftgelenk bestätigen diesen Effekt (Saleh et al.).

Verbleibt nach Sprunggelenksverletzung trotz suffizient durchgeführtem propriozeptiven Training eine laterale Bandinstabilität (gehaltene Aufnahmen im Seitenvergleich), kann diese aufgrund veränderter Druckverhältnisse zu einer medial betonten Arthrose führen. Nach Beobachtung von Harrington kann durch eine Bandplastik (z.B. Watson-Jones, Elmslie, Evans) radiologisch eine Zunahme der medialen Weite des Gelenkspaltes beobachtet werden (Harrington 1979).

Bei schmerzhaft fortgeschrittener Arthrose stellt die offene OSG-Arthrodese in Neutralposition der Extension-Flexionsbewegung bei ca. 5–10° Außenrotation, ca. 5° Valgusstellung und einer leichten Dorsalverschiebung des Fußes gegen die Tibia die Behandlung der Wahl dar (Müller et al. 1999). Technisch stehen neben der konventionell offenen Technik über externe oder interne Fixation auch minimal invasive Verfahren (Arthroskopie/Miniarthrotomie) gegenüber, bei denen eine hohe Fusionsrate von über 90% erzielbar ist (Morgan et al. 1985; Myerson und Quill 1991, Paremain et al. 1996). Die gelenkersetzende Arthroplastik, die zur Behandlung der Koxarthrose das Standardverfahren darstellt, fand aufgrund der hohen Rate aseptischer Lockerungen (ca. 90% nach 10 Jahren) keine Verbreitung (Wynn und Wilde 1992).

Zusammenfassung

Bei nicht dislozierten, isolierten Frakturen des Außenknöchels unterhalb der Syndesmose hat sich die *konservativ* funktionelle Behandlung im Gips oder in der Air-Cast Schiene unter schmerzadaptierter Vollbelastung durchgesetzt. Bei stabilen, minimal dislozierten und isolierten Außenknöchelfrakturen stehen sich die operative und die konservative Therapie gegenüber. Es muß vor der Empfehlung zur konservativen Therapie jedoch klinisch und radiologisch die Stabilität der Fraktur kritisch überprüft werden. Die *operative* Stabilisierung ist bei allen instabil dislozierten Außenknöchelfrakturen auf Höhe und oberhalb der Syndesmose sowie bei Kombinationsverletzungen mit Innenbandruptur oder Innenknöchelfraktur indiziert. Prognostisch ungünstig ist hierbei das Vorliegen eines Tibiahinterkantenausbruchs (hinteres Volkmannsches Dreieck).

Das zu begutachtende funktionelle und radiologische Ergebnis korreliert zum initialen Verletzungsausmaß, wodurch der Erfassung der Primärverletzung besondere Bedeutung zukommt. Nicht dislozierte, stabile und isolierte Frakturen des Außenknöchels führen in der Regel zu einer vorläufigen MDE≤20%, eine Dauerrente resultiert nicht. Bimalleoläre Luxationsfrakturen, bei denen von einem begleitenden Kapsel-Bandschaden auszugehen ist, führen in der Regel zu einer vorläufigen MDE>20%. Bei ca. 1/5 der zu Begutachtenden verbleibt eine Dauerrente von ≥20%.

Zur Verbesserung eingetretener Spätfolgen nach Sprunggelenksfrakturen eignen sich befundabhängig die arthroskopische „Gelenktoilette" z. B. zur Entfernung freier Gelenkkörper, Bandplastiken bei chronischen Instabilitäten oder bei ausgeprägeter Arthrose die offene oder minimal invasive Arthrodese.

Literatur

Bauer M, Bergström B, Hemborg A, Sandegard J (1985) Malleolar fractures: nonoperative versus operative treatment. A controlled study. Clin Orthop 199:17-27

Bauer M, Jonsson K, Nilsson B (1985) Thirty-year follow-up of ankle fractures. Acta Orthop Scandinavica 56:103-106

Boden SD, Labropoulos PA, McCowin P, Lestini WF, Hurwitz SR (1989) Mechanical considerations for the syndesmosis screw. A cadaver study. J Bone Joint Surg 71-A:1548-1555

Böhm B, Begrow B, Stock W (1990) Frühkomplikationen und Letalität nach operativer Behandlung von Frakturen des oberen Sprunggelenkes. Zentralbl Chir 115(16): 1023-1029

Broos PL, Bisshop AP (1991) Operative treatment of ankle fractures in adults: correlation between type of fracture and final result. Injury 22:403-406

Burns WC, Prakash K, Adelaar R, Beaudoin A, Krause W (1993) Tibiotalar joint dynamics: indications for the syndesmotic screw – a cadaver study. Foot and Ankle. 14:153-158

Burwell HN, Charnley AD (1965) The treatment of displaced fractures at the ankle by rigid internal fixation and early joint movement. J Bone Joint Surg 47-B(4):634-660

Carr JB, Trafton PG (1998) Malleolar fractures and soft tissue injuries of the ankle. In: Skeletal Trauma (eds) Browner, Jupiter, Levine, Trafton, pp 2327-2404

Carragee EJ, Csongradi JJ, Bleck EE (1991) Early complications in the operative treatment of ankle fractures. Influence of delay before operation. J Bone Joint Surg 73-B (1) 79-82

Charnley J (1968) Die konservative Therapie der Extremitätenfrakturen. Springer, Berlin

Chen J, Siegler S, Schneck CD (1988) The three-dimensional Kinematics and flexibility characteristics of the human ankle and subtalar joint. J Biomech Eng 110:374-385

Close JR (1956) Some applications on the functional anatomy of the ankle. J Bone Joint Surg. 38-A:761-781

Daly PJ, Fitzgerald RH jr, Melton LJ, Ilstrup DM (1987) Epidemiology of ankle fractures in Rochester, Minnesota. Acta Ortop Scandinavica 58(5)539-544

Danis R (1949) Theorie et pratique de l'osteosynthese. Liege, Desoer et Masson

Hanke J (1989) Luxationsfrakturen des oberen Sprunggelenkes – Operative Behandlung und Spätergebnisse. Hefte zur Unfallheilkunde 190, Springer Berlin

Harrington KD (1979) Degenerative Arthritis of the Ankle Secondary to Long Standing Lateral Ligament Instability. J Bone Joint Surg 61-A:354-361

Hughes JL, Weber H, Willenegger H, Kuner EH (1979) Evaluation of ankle fractures. Clinical Orthop 138:111-119

Kristensen KD, Hansen T (1985) Closed treatment of ankle fractures. Stage II supination-eversion fractures followed for 20 years. Acta Orthop. Scandinavia 56:107-109

Kuner EH, Wayand F, Härtwig J, Springorum HW, Haag U, Glaser H (1975) Ergebnisse konservativ und operativ behandelter Knöchelbrüche. Unfallchirurgie 1:39-46

Kunze K, Neubert C, Fritze H, Hild P (1983) Die Behandlung und Ergebnisse der Malleolarfrakturen. Unfallchirurgie 9:334-340

Lambert KL (1971) The weight bearing function of the fibula. A strain gauge study. J Bone Joint Surg 53-A:507-513

Lantz BA, McAndrew M, Scioli M, Fitzrandolph RL (1991) The effect of concommitant chondral injuries accompanying operative reduced malleolar fractures. J Orthop Trauma 5:125-128

Lauge-Hansen N (1948) Fractures of the ankle. Analytic historic survey as the basis of new experimental, roentgenologic and clinical investigations. Arch Surg 56:259-317

Lauge-Hansen N (1963) Knöchelbrüche und Bandverletzungen des Fußgelenkes und des Fußes. Zentralbl Chir 88:545-561

Leeds HC, Ehrlich MG (1984) Instability of the distal tibiofibular syndesmosis after bimalleolar and trimalleolar fractures. J Bone Joint Surg 66-A(4):490-503

Lehto M, Tunturi T (1990) Improvement 2-9 years after ankle fracture. Acta Orthop Scandinavica 61:80

Linddslö U (1985) Operative Treatment of Ancle Fracture-Dislocation. Clinical Orthopaedics 199:28-38

Michelson JD (1995) Current Concepts Review. Fractures about the Ankle. J Bone Joint Surg 77-A:142-152

Michelson JD, Ahn UM, Helgemo MD (1993) Motion of the Ankle in a simulated supination-external rotation fracture model. J Bone Joint Surg 78-A:1924-1031

Michelson JD, Helgemo SL, Ahn UM (1994) Dynamic biomechanics of the normal and fractured ankle. Trans Orthop Res Soc 40:253

Morgan CD, Henke JA, Bailey RW, Kaufer H (1985) Long-Term Results after Tibiotalar Arthrodesis. J Bone Joint Surg 67-A:546-550

Myerson MS, Quill G (1991) Ankle Arthrodesis. A Comparison of an Arthroscopic and an Open Method of Treatment. Clinical Ortop Related Research 268:84-95

Müller EJ, Wick M, Muhr G (1999) Chirurgische Therapie bei Inkongruenzen und Arthrosen am oberen Sprunggelenk. Orthopäde 28:529-537

Nielsen JÖ, Dons-Jensen H, Sörensen HT (1990) Lauge-Hansen classification of malleolar fractures. An assessment of reproducibility in 118 cases. Acta Orthop Scand 61(5):385-387

Nonnemann HC, Plösch J (1993) Verrenkungsbrüche des oberen Sprunggelenkes. Klassifizierung - Behandlung - Ergebnisse. Akt Traumatologie 23:183-186

Praemer A, Furner S, Rice DP (1992) Muskuloskeletal Condition in the US. Park Ridke, III. AAOS, pp 85-124

Ramsy PL, Hamilton W (1976) Changes in tibiotalar area of contact caused by lateral talar shift. J. Bone Joint Surg 58-A:356-357

Rasmussen S, Madsen PV, Bennike K (1993) Observer variation in the Lauge-Hansen classification of ankle fractures. Acta Orthop Scand 64 (6):693-694

Richter J, Schulze W, Muhr G (1999) Stabile Knöchelbrüche. Indikation zur Operation oder konservativen Therapie? Orthopäde 28:493-499

Riede UN, Schenk RK, Willenegger H (1971) Gelenkmechanische Untersuchungen zum Problem der posttraumatischen Arthrosen im oberen Sprunggelenk. I. Die Intraartikuläre Modellfraktur. Langenbeck Arch Chir 328:258-263

Saleh M, Meffert RH, Clarke AM (1993) Articulated distraction of the Hip: applications in trauma and orthopaedics. Internat J Orthop Trauma 3(3):101-104

Schenk R (1978) Anatomie des Oberen Sprunggelenkes, Hefte zur Unfallheilkunde, 131:1–5

Schweiberer L, Seiler H (1978) Spätergebnisse bei operativ behandelten Malleolarfrakturen. Hefte zur Unfallheilkunde 81:195–202

Segal D (1983) Functional Anatomy of the Ankle. In: Yablon I, Segal D, Leach R (eds) Ankle Injuries. Churchill Livingstone

Segal D, Leach RE (1983) Ankle Injuries. Churchill Livingstone, New York

Takebe K, Nakagawa A, Minami H, Kanazawa H, Hirohata K (1984) Role of the fibula in weight bearing. Clinic Orthop 184:289–292

Thomsen NOB, Overgard S, Olsen LH, Hansen H, Nielsen ST (1991) Observer variation in the Radiographic classification of ankle fractures. J Bone Joint Surg 73-B: 676–678

Vangness CT, Carter V, Hunt T, Kerr R, Newton E (1994) Radiographic diagnosis of ankle fractures: Are three views necessary? Foot and ankle 15:172–174

Van Valburg AA, van Roermund PM, Lammens J, van Melkebeek J, Verbout AJ, Lafeber FPGJ, Bijlsma JWJ: Can Ilizarov Joint Distraction Delay the Need for an Arthrodesis of the Ankle? J Bone Joint Surg 77-B:720–725

Weber BG (1966) Die Verletzung des oberen Sprunggelenkes. Huber, Bern Stuttgart

Weber BG (1972) Die Verletzung des oberen Sprunggelenkes. Hans Huber, Bern

Wissing JC, Van-Laarhoven CJ, Van-Der-Werken C (1992) The posterior antiglide plate for fixation of the lateral malleolus. Injury 23(2):94–96

Wynn AH, Wilde AH (1992) Long Term Follow-up of the Conaxial (Beck-Steffee) Total Ankle Arthroplasty. Foot Ankle 13:303–306

Yablon IG, Heller FG, Shouse L (1977) The key role of the lateral malleolus in displaced fractures of the ankle. J Bone Joint Surg 59-A:169–173

Yde J, Kristensen KD (1980) Ankle fractures. Supination-Eversion fractures of stage IV. Primary and late results of operative and non-operative treatment. Acta Orthop Scandinavica 51:981–990

Zwipp H, Scola E (1988) Oberes Sprunggelenk. In: Hefte zur Unfallheilkunde 197, Springer, Berlin Heidelberg

Komplikationen nach Gelenkschäden

10 Die Algodystrophie (M. Sudeck)

W. H. M. CASTRO

Einleitung

Kommt es z.B. nach einer Gelenkverletzung zu einem Beschwerdebild am distalen Ende der betroffenen Extremität, einhergehend mit Überwärmung, Ödem, Osteoporose und in einem späteren Stadium Fibrosierung und Atrophie wird wohl niemand Schwierigkeiten haben, die Diagnose einer Algodystrophie zu stellen. Tritt das Krankheitsbild dann auch noch in einigermaßen zeitlicher Nähe zu einem Unfallereignis auf, wird auch aus gutachtlicher Sicht keine Schwierigkeit bestehen, eine kausale Verbindung herzustellen. Jedoch zeichnet sich die Algodystrophie dadurch aus, dass es sich laut Doury (1988, 1997) um eine Gruppe von extrem polymorphen pathologischen Manifestationen handelt, was bedeutet, dass es oft schwierig ist, die Diagnose einer Algodystrophie zu stellen. Dies zeigt sich allein schon darin, dass es in der Literatur eine Vielzahl von verschiedenen Synonymen gibt, die mehr oder weniger das gleiche Beschwerdebild beschreiben. Es findet sich in der Arbeit von Doury (1988) eine Auflistung von 19 verschiedenen Definitionen. Diese variieren von Kausalgie bis zu Schulter-Handsyndrom, von posttraumatischer, schmerzhafter Osteoporose oder idiopathischer, schmerzhafter Dekalzifikation des Fußes oder neurovaskulärer Reflexdystrophie bis hin zu posttraumatischer, sympathischer Dystrophie. Veldman und Mitarb. (1993) beschreiben sogar verschiedene Definitionen abhängig von der Sprache (z.B. deutsch: Sudeck-Atrophie; französisch: Algodystrophie). Außerdem werden in der Arbeit von Veldman und Mitarb. auch Synonyme für verschiedene Fachgebiete genannt wie Postinfarkt-Sklerodaktylie bei Kardiologen, Pourfour-du-Petit-Syndrom bei Anästhesisten und Babinski-Froment-sympathische Paralyse im Sprachgebrauch der Neurologen.

Gestaltet sich schon die Nomenklatur eines bestimmten Krankheitsbildes schwierig, so ist es um so schwieriger, ein einheitliches Beschwerdebild für die Algodystrophie zu beschreiben. Zwangsläufig müssen dann für die Begutachtung Probleme auftreten, wenn ein klassisches Symptombild, d.h. klassisch für eine Algodystrophie, nicht besteht. Im Nachfolgenden soll versucht werden, anhand der Literatur einige klinische Merkmale der Algodystrophie aufzuzeichnen. Anschließend folgt die gutachtliche Bewertung dieser Erkrankung.

Algodystrophie – Ätiologie

Bis zum heutigen Tage ist die exakte Ursache für das Auftreten einer Algodystrophie nicht bekannt. In der Literatur wird einerseits auf eine überschießende regionale Entzündungsreaktion hingewiesen (Veldman und Mitarb. 1993), und andererseits ist die Rede von einer vegetativen und zirkulatorischen Dysregulation mit der Folge einer schmerzhaften reflektorisch über den Sympatikus vermittelten Dys-/Atrophie von Weichteilstrukturen und Knochen (Schulz und Buch 1998). Wahrscheinlich werden jedoch die beiden Mechanismen in irgendeiner Beziehung zu einander stehen. Denn, wie bereits angeschnitten, treten im Verlauf einer Algodystrophie verschiedenste Reaktionen in dem betroffenen Bereich auf, welche einerseits zu einer überschießenden regionalen Entzündungsreaktion passen und andererseits zu einer vegetativen und zirkulatorischen Dysregulation. Laut Schulz und Buch (1998) hat Blumberg (1991) beschrieben, das auslösende Moment für das Auftreten eines algodystrophischen Beschwerdebildes sei die Schmerzsymptomatik. Durch die Schmerzen würden sowohl Entzündungsreaktionen, als auch zirkulatorische Dysregulationen hervorgerufen.

Schulz und Buch (1998) geben an, dass eine Algodystrophie insbesondere nach Trauma auftritt (z.B. nach einer Fraktur), aber z.B. auch nach arthroskopischen Operationen. Als prädisponierende Kofaktoren geben sie internistische und neurologische Erkrankungen, psychische, vegetative, emotionale Labilität, oft mit Hypochondrie einhergehend, oder Aggravationstendenz an. Es sei jedoch an dieser Stelle festgehalten, dass eine Algodystrophie auch ohne erkennbaren Anlass auftreten kann, sogar in bis zu ca. 25% der Fälle (insbesondere diese Tatsache zeigt schon die Schwierigkeiten bei der gutachterlichen Frage des Kausalzusammenhangs zwischen einer z.B. unfallbedingten Fraktur und einem sich nachfolgend entwickelnden algodystropischen Beschwerdebild).

Algodystrophie – Klinik

Die Klinik der Algodystrophie wird oft als aus drei Stadien bestehend beschrieben (Doury 1988, 1997, Schulz und Buch 1998). Schulz und Buch (1998) geben folgene Stadien (bzw. Phasen) an:
- I das akute-entzündliche Stadium
- II das chronisch-dystrophische Stadium
- III das Stadium der Endatrophie

Doury (1977) charakterisiert dabei das 1. Stadium mit Schmerzen, die einen brennenden Charakter haben können und spontan oder bei Bewegung auftreten können. Sie können auch verschlimmert werden durch eine vorsichtige Berührung. Im Falle einer betroffenen Extremität findet sich im

Bereich eines Gelenkes oft eine entzündungsartige Erscheinung, wobei eine Schwellung des Gelenkbereiches häufig ist, und funktionelle Einschränkungen variieren können.

Im 2. Stadium, welches nach Tagen, Wochen oder Monaten auftreten kann, ist der Schmerz in seiner Intensität reduziert oder sogar verschwunden. Ein Ödem kann noch vorliegen und die Haut ist kalt, wobei wiederum die funktionelle Beeinträchtigung variieren kann.

Im 3. Stadium können laut Doury (1997) Kontrakturen, Artrophie und Verkürzungen von Aponeurosen, Kapseln oder Sehnen vorliegen. Schmerzen können nach Belastungen mit einer unterschiedlichen Dauer und Intensität auftreten.

Schulz und Buch (1998) geben an, dass die o.g. Einteilung in verschiedenen Stadien nur als grobe Orientierungshilfe dienen kann, da der Krankheitsverlauf Phasen auslassen kann, und die Übergänge fließend sind. Veldman und Mitarb. (1993) weisen sogar darauf hin, dass es keine prospektive Studie gibt, die die o.g. Einteilung bestätigt. In ihrer prospektiven Studie bei 829 Patienten konnten sie die Verteilung in den drei Stadien nicht bestätigen. Bei 13% ihrer Patienten fing die Algodystrophie mit einer kalten Extremität an und bei manchen Patienten war die Extremität 8–12 Jahre nach Beschwerdebeginn immer noch warm. Außerdem war die vasomotorische Instabilität (Phase II nach Veldman und Mitarb. 1993) mit muskulärer Belastung verknüpft oder mit schmerzvoller Stimuli. Aufgrund dessen wird von der Arbeitsgruppe Veldman bezogen auf die Hauttemperatur zu Beginn eine Verteilung in eine primäre warme und kalte Form der Algodystrophie vorgeschlagen.

Die Langwierigkeit einer Algodystrophie wird schon aus der bereits oben erwähnten Zeitangabe ersichtlich, in dem Veldman und Mitarb. (1993) eine warme Phase über 8 bis 12 Jahren nach Beginn der Beschwerden bei Patienten beschrieben.

Schulz und Buch (1998) geben für die drei o.g. Stadien folgende Zeitperioden an:
- Phase I   ca. 2–8 Wochen
- Phase II   mehr als 2–3 Monate
- Phase III Eintritt oft nach einem halben bis einem Jahr

Wie wird eine Algodystrophie diagnostiziert?

Zeigt sich, wie bereits oben beschrieben, ein klassisches Symptombild, liegt die Diagnosestellung auf der Hand. Jedoch unter anderem auch aufgrund der fließenden Übergänge der verschiedenen Stadien führt die Diagnosestellung oft zu Schwierigkeiten. Nach Veldman und Mitarb. (1993) gibt es keine allgemein akzeptierten Diagnosekriterien.

Doury (1997) hat in seiner Arbeit verschiedene Untersuchungsmethoden beschrieben, die zur Diagnoseunterstützung dienen können. Er gibt an, dass sich im Labor keine Zeichen einer Entzündung finden, die mit einer Algodystrophie gekoppelt werden können. Die Blutsenkung ist normal bis subnormal. Der Gehalt an Hydroxyprolin im 24-Stunden-Urin kann erhöht sein, insbesondere im ersten Stadium.

Radiologisch findet man nach einer Zeitspanne von Wochen bis Monaten Zeichen, die auf eine Algodystrophie hinweisen, jedoch auch diese sind nicht konstant. Sie charakterisieren sich durch eine Knochendemineralisierung, die homogen oder heterogen sein kann und meistens subchondral lokalisiert ist. Eine Verschmälerung des Gelenkspaltes bzw. eine Knochensklerose wird während des gesamten Verlaufes der Erkrankung nicht gesehen.

Knochenszintigrafisch kann die Technetium-gelabelte Diphosphonat-Knochenszintigrafie sehr früh eine erhöhte Knochenaufnahme zeigen, aber auch diese ist nicht konstant. Die erhöhte Aufnahme erscheint vor den radiologischen Veränderungen. In der Kernspintomografie finden sich keine für die Algodystrophie spezifische Veränderungen.

Differentialdiagnostisch kann jedes klinische Zeichen der Algodystrophie an sich eine Anzahl von Diagnosen suggerieren; die klinischen Zeichen sind weder konstant noch spezifisch (es findet sich eine geringe Sensibilität und Spezifität) (Veldman und Mitarb. 1993, Doury 1997). Nach Doury (1997) bedeutet dieses dann auch, dass inkomplette Formen einer Algodystrophie zu einer Vielzahl von falschen Diagnosen führen können, wie z.B. septische oder tuberkulöse Entzündung eines Gelenkes, metabole Arthropathie, benigne oder maligne Tumoren, Osteonekrosis, Osteoarthrosis, Stressfrakturen, Hysterie, u.a. Erschwerend kommt laut Doury (1997) hinzu, dass jede dieser Erkrankungen auch ein prädisponierender Faktor für die Algodystrophie sein kann, sodass es schwierig ist, zwischen den Manifestationen der ursächlichen Erkrankung und denen der Algodystrophie zu differenzieren.

Algodystrophie – Begutachtung

Bei der Begutachtung der Algodystrophie ist zunächst einmal zu überprüfen, ob tatsächlich eine Algodystrophie vorliegt, was nach den oben vorgenommenen Ausführungen nicht immer problemlos möglich ist. Nochmals sei an dieser Stelle darauf hingewiesen, dass bei einem klassischen Verlauf die Diagnose nicht allzuviel Schwierigkeiten bereiten wird; Schwierigkeiten entstehen insbesondere bei inkompletten Formen mit atypischem Verlauf. Wird eine Algodystrophie übersehen, kann dieses für den Betroffenen schwere Folgen haben und dementsprechend große Auswirkungen bei der Begutachtung. So wird in der Arbeit von Veldman und Mitarb. (1993) eine Studie erwähnt, aus der sich ergibt, dass auch nach Diagnosestellung nur einer von fünf Patienten wieder im Stande war, die früheren Aktivitäten auszuüben. Dies lässt vermuten, dass beim Nichterkennen einer Algodystrophie (und dementsprechend Nichteinleiten einer Therapie) die Aussichten des Betroffenen, seinen früheren Aktivitäten wieder nachgehen zu können, noch geringer sein werden.

Bei der Feststellung der MdE (oder für die Private Unfallversicherung die Feststellung nach der Gliedertaxe) ist der Gesamtaspekt entscheidend für die Endbeurteilung. Jeweiliger Beruf, jeweilige betroffene Extremität (es wird an dieser Stelle insbesondere für die obere Extremität auf den Unterschied zwischen der dominanten und der nicht-dominanten Extremität hingewiesen) sind wichtige Kriterien bei der Beurteilung der Beeinträchtigung/Invalidität. Bei der Algodystrophie kommt den Schmerzen eine besondere Bedeutung zu. Diese sind nicht messbar, können jedoch so stark sein, dass, trotz gewissem Maß an Funktionalität eines Gelenkes, Betroffene zu Notmaßnahmen greifen. In der Arbeit von Veldman und Mitarb. (1993) wird sogar Selbstmord eines Patienten beschrieben, der unter nicht beherrschbaren Schmerzen und einer massiven Behinderung aufgrund einer Algodystrophie an 3 von 4 Extremitäten litt. Dieses Extrembeispiel zeigt, dass der Schmerzsymptomatik bei der Algodystrophie ein besonderer Stellenwert zukommt, welcher dementsprechend auch bei der Begutachtung berücksichtigt werden muss. Deshalb ist es schwierig, allgemeine Richtlinien für die Begutachtung eines Betroffenen mit einer Algodystrophie zu beschreiben. Fakt ist jedoch, dass die individuelle Betrachtung bei der Begutachtung der Algodystrophie im Mittelpunkt steht. Eine sorgfältige Erhebung der Anamnese, die u. a. neben der Unfallanamnese insbesondere auch eine ausführliche soziale und berufliche Anamnese enthalten sollte, sowie die Durchführung einer körperlichen Untersuchung sind dabei obligat.

Diskussion

? 1. Wie wird ein Morbus Sudeck genau diagnostiziert?

Wie oben schon ausgeführt, ist die Diagnosestellung eines Morbus Sudeck bzw. eine Algodystrophie relativ einfach, wenn es sich um ein klassisches Beschwerdebild handelt. Liegt jedoch eine inkomplette Form einer Algodystrophie vor, wird die Diagnosestellung oft schwierig. Hinzu kommt, dass es laut Veldman und Mitarb. (1993) bezüglich der in vielen Lehrbüchern beschriebenen Stadien-Einteilung keine prospektive Studie gibt, die die oben aufgeführten Stadien-Einteilung bestätigt. Somit kann diese Frage nur dahingehend beantwortet werden, als dass eine exakte körperliche Untersuchung nach der Befragung des Betroffenen stattfinden soll. Eine Beschreibung des Unfallmechanismus und den darauf folgenden Symptomen soll exakt festgehalten werden. Dabei wird natürlich vorausgesetzt, dass der untersuchende Arzt überhaupt die Diagnose einer Algodystrophie in Erwägung zieht. Dieses ist sicherlich, wenn es sich um eine inkomplette Form handelt, keine Selbstverständlichkeit. Eine Röntgenuntersuchung kann weiterhelfen, da eine Knochendemineralisierung für einen Morbus Sudeck (Algodystrophie) charakteristisch sein soll. Weitere Zusatzuntersuchungen können zwar angefertigt werden, sind jedoch wenig sensibler bzw. spezifisch.

? 2. Gibt es ein zeitliches Intervall nach Trauma?

In der Arbeit von Veldman und Mitarb. (1993) wird angegeben, dass in deren Untersuchung bei 829 Patienten die Beschwerden nach einem bestimmten Ereignis, wie z. B. einem Trauma oder einer Operation in 75% innerhalb eines Tages auftraten. Bei 7 Patienten war der Zeitraum länger als ein Jahr; die Autoren geben an, dass in diesen Fällen eine Verknüpfung zwischen dem Ereignis und dem Beginn der Algodystrophie fraglich ist. Andererseits fügen sie hinzu, dass der Zeitraum zwischen Beginn der Algodystrophie und der klinischen Vorstellung des Betroffenen zwischen einigen Tagen bis zu 20 Jahren (im Mittel 405 Tage) variierte.

? 3. Kann man nach einer Bagatellverletzung einen Zusammenhang mit einem nach 6 Monaten auftretenden Morbus Sudeck herstellen?

In Anbetracht der Beantwortung der Frage 2 muss diese Frage zunächst einmal bejaht werden. Es wurde oben bereits angegeben, dass ein Morbus Sudeck (Algodystrophie) sogar in bis zu ca. 25% der Fälle ohne erkennbare Ursache auftreten kann. Anlass für das Auftreten eine Morbus Sudeck kann somit auch eine Bagatellverletzung sein. Betrachtet man die große Studie von Veldman und Mitarb. (1993) dann trat eine Algodystrophie in 65% der Fälle nach einem Trauma (meistens eine Fraktur) auf, in 19% nach einer Operation, in 2% nach einem entzündlichen Prozess und in 4% nach verschiedenen anderen Ereignissen, wie z. B. einer Injektion oder einer intravenösen Infusion bzw. nach einem zerebrovaskulären Insult.

? 4. Wann ist frühestens eine abschließende Beurteilung möglich, nach Jahren oder später?

Im Abschnitt „Algodystrophie – Klinik" wurde bereits darauf hingewiesen, dass nach den Autoren Schulz und Buch (1998) das dritte Stadium einer klassischen Algodystrophie oft erst nach einem halben bis einem Jahr eintreten kann. In der Arbeit von Veldman und Mitarb. (1993) wurde sogar bei manchen Patienten eine warme Extremität 8–12 Jahre, nachdem die Beschwerden anfingen, festgestellt. Somit kann diese Frage insofern beantwortet werden, als dass eine abschließende Beurteilung in manchen Fällen erst nach vielen Jahren möglich ist und 3 Jahre weit überschreiten kann.

11 Die frühzeitige posttraumatische Arthrose

F. Schröter

Das Krankheitsbild einer „Arthrosis deformans" stellt keine eigene nosologische Entität dar, sondern entspricht in ihrem klinischen und radiologischen Bild dem gemeinsamen Resultat unterschiedlicher Krankheiten genetischer, metabolischer oder mechanischer Ursachen. Allen gemeinsam ist im Ergebnis eine Dysbalance zwischen Degradation und Synthese von Gelenkknorpelzellen und ihrer extrazellulären Matrix (Mohr 1993). Die Diagnose einer Osteoarthrose verrät somit nichts über ihre Ätiologie. Selbst die begriffliche Deutung als „posttraumatische Arthrose" beinhaltet zunächst nur eine *zeitliche* Reihenfolge – Arthroseentwicklung zeitlich **nach** einer Unfalleinwirkung – und präjudiziert nicht den Kausalzusammenhang, dessen Wahrscheinlichkeit anhand weiterer Indizien (Tabelle 8) gutachtlich zu prüfen ist.

Primäre und sekundäre Osteoarthrose (Tabelle 1)

Nicht-mechanisch bedingte „Primärarthrosen" bleiben in ihrer Ätiopathogenese derzeit noch häufig ungeklärt (Mohr 1986). Unterstellt werden genetische und metabolische Ursachen, im älteren Schrifttum die konstitutionell „schlechte Qualität" des Bindegewebes (Collins 1949), Auswirkungen einer Fehlernährung, Übergewicht und Stoffwechselerkrankungen. Diesen „Primärarthrosen" ist gemein, dass eine präarthrotische Konditionierung mechanischer Art nicht erkennbar wird. Aufgrund vieler ungeklärter ätiopathogenetischer Fragen ist die sogenannte „idiopathische Osteoarthrose" auch heute noch grundsätzlich in differentialdiagnostischen Erwägungen im Rahmen der Begutachtung einzubeziehen, insbesondere dann, wenn paarige Gelenke arthrotische Veränderungen aufweisen, jedoch nur an einem der beiden Gelenke eine unfallinduzierte Arthroseentstehung erwartet werden kann.

Auch die „sekundäre Arthrose" ist keineswegs auch automatisch eine „posttraumatische" Arthrosis deformans (Mohr, Hesse 1989), nach ihrer Definition jedoch stets Folge einer „Präarthrose" mit vielfältigen Ursachenmöglichkeiten.

Tabelle 1. Pathogenese der Osteoarthrose

Primäre Arthrose	Sekundäre Arthrose
▪ genetisch	▪ Anatomische Fehlformen
▪ metabolisch	– Hüftdysplasie
▪ idiopathisch	– Perthesfolgen (u.a.)
	– femoropatellare Dysplasie
Mittelbare Arthrose	– u. v. a. m.
▪ ischiämisch (Knochennekrose)	▪ Fehlbelastung
▪ Überlastung (Übergewicht)	– Achsenfehler
▪ mikrotraumatisch (Sport, Arbeit)	– Torsionsfehler
	– Längenunterschied (Beine)
	▪ (Teil-)Lähmung
	▪ Unfallfolge

Die Fehlbelastung durch eine konstitutionelle O-Achsigkeit bewirkt regelhaft am Kniegelenk eine mediale Kompartimentarthrose, die dysplastischungenügende Pfannenüberdachung des Hüftkopfes eine Koxarthrose. Formvarianten im Kniescheibengelenk begünstigen die Entwicklung der Retropatellararthrose (Weh, 1995).

Direkte mechanische Einwirkungen im Sinne von Mikrotraumen können in ihrer Summierung – z. B. beim Fußballsportler – die Entwicklung einer Arthrosis deformans begünstigen. Eine Beweisführung – bei Profisportlern müsste man eine „Berufskrankheit" postulieren – ist in solchen Fällen regelhaft nicht möglich, es sei denn, dass „präarthrotische" Faktoren, z. B. der sportbedingte Meniskusverlust oder die ligamentäre Schädigung mit bleibender Instabilität, nachweisbar ist. Erst bei derartigen Fallgestaltungen wird eine Arthrosis deformans in einer engeren kausalen Betrachtungsweise als „posttraumatisch" hinreichend wahrscheinlich. Grundsätzlich gilt, dass jede Störung der Gelenkmechanik eine sekundäre Osteoarthrose nach sich ziehen kann (Sokoloff 1985).

Möglichkeiten einer unfallinduzierten Arthrosis deformans

Jedem Arzt, im Zeitalter umfassender Medienmedizin auch fast jedem Laien, ist bekannt, dass eine Fraktur mit Gelenkbeteiligung potenziell die Gefahr einer sekundären „posttraumatischen" Arthrosis deformans mit sich bringt. Eine Arthrosegefährdung durch eine Instabilität ist zumindest ärztliches Allgemeingut, während weitere, durchaus nicht so seltene unfallindizierte Ursachenmomente selbst Orthopäden und Traumatologen nicht durchgängig bekannt sind.

Einfache Muskelhypotrophien, z. B. am Musculus vastus medialis, können – sofern sie nicht therapeutisch aufgearbeitet werden – längerfristig Ursache einer dann meist lateral betonten Retropatellararthrose sein, um so mehr Residuen einer Muskelverletzung mit narbiger Defektheilung (Thirupathi, u.a. 1984).

Gleiches gilt für den neurogenen Schaden (Mohr 1997) mit reduzierter muskeldynamischer Stabilisierung z. B. des Kniegelenkes, insbesondere bei Störungen der Muskelbalance am vierköpfigen Streckapparat.

Eine nicht achsengerechte Verheilung einer Schaftfraktur, aber auch Torsionsfehler, speziell im Unterschenkelbereich, sogar verbliebene Verkürzungseffekte können sekundärarthrotische Folgen nach sich ziehen, wenngleich es sich hierbei um „minore" Störungen handelt (Rothenberg 1988).

Allein eine langfristige, im Zeitalter der Osteosynthese nur noch sehr selten notwendige längerfristige absolute Ruhigstellung in einem Gipsverband kann eine Sekundärarthrose nach sich ziehen. Zu beachten sind auch die Folgen therapeutischer Bemühungen, z. B. das „schleichende Gelenkempyem" – mit nur selten gelingendem Keimnachweis – nach Gelenkpunktionen zwecks Entlastung eines unfallinduzierten Ergusses oder der intraartikulären Medikamentenapplikation. Gleiches gilt für die postoperativ entstehende infektiöse Komplikation, aber auch die fibrotische Kontraktur, die nicht selten – man kann es nur erahnen, kaum jemals belegen – ebenfalls auf einer „schleichenden" Infektion beruhen dürfte.

Es ist kein Zufall, sondern bewusste Absicht des Autors, erst am Schluss dieser Aufzählung die isolierten Knorpelverletzungen als „Präarthrose" aufzuzeigen, dies deshalb, weil der isolierte unfallbedingte Knorpelschaden auch heute noch – trotz der Möglichkeiten der Kernspintomografie und Arthroskopie – aufgrund seiner nur blanden Primärsymptomatik selten erkannt und damit beweiskräftig belegt wird. Gutachtlich ist jedoch nach den Beweisregeln der Rechtsordnung grundsätzlich in *allen* Versicherungsbereichen der Vollbeweis des Erstschadensbildes notwendig, um eine hieraus resultierende Folge – z. B. die „sekundäre" Arthrosis deformans – hinreichend wahrscheinlich zu machen. Allein eine spätere Vermutung über eine Jahre zurückliegende Knorpelverletzung reicht zur Anerkennung grundsätzlich *nicht* aus.

Selbst eine sogenannte „Brückensymptomatik" kann in derartigen Fallgestaltungen nicht zur Anerkennung führen, da das anatomisch-pathologische Substrat einer „Arthrosis deformans" mehrdeutig ist, also viele Ursachen – nicht nur unfallbedingter Natur – haben kann, diese Sekundärfolge allein keine verletzungsbeweisende Qualität aufweist. Eine sogenannte „Brückensymptomatik" kann immer *nur dann* den Kausalzusammenhang zu einer definierten Unfalleinwirkung herstellen, wenn das Spätsubstrat – z.B. die klassische Frakturverformung eines Wirbelkörpers – eine Unfallursächlichkeit erkennen lässt und konkurrierende mechanische Einwirkungen entfallen (Schoenberger, u.a. 1998). Nur dann erlauben die Regeln der Beweisführung eine Umgehung des ansonsten notwendigen Vollbeweises des Erstschadensbildes. Bei einer Jahre später festgestellten Arthrosis deformans infolge eines anfangs nicht erkannten unfallbedingten Knorpelschadens wird eine solche Beweisführung schon aus den aufgezeigten grundsätzlichen Erwägungen heraus nicht gelingen können. Die nicht seltene gut-

Tabelle 2. Posttraumatische Arthrose

Frakturfolge	Knorpelschaden (isoliert)
extraartikuläre Fraktur – Achsenfehler – Torsionsfehler – Längendifferenz (Beine) intraartikuläre Fraktur – Knorpelschaden – Inkongruenzheilung – Folge der Begleitläsionen	Sonderform: **Meniskusschaden** mit eigenständiger besonderer Kausalitätsproblematik! **Kapsel-Band-Schaden** **Muskel-Sehnen-Schaden** **Nervenschaden**

achtliche Meinungsäußerung „in dubio pro aegroto" – abgeleitet aus dem strafrechtlichen Prinzip „in dubio pro reo" – ist mit den rechtlichen Vorgaben einer gutachtlichen Beweisführung nicht vereinbar.

Die Fülle unfallursächlicher Möglichkeiten einer sekundären Osteoarthrose findet sich in der Tabelle 2. Diese Möglichkeiten sind nunmehr im Einzelnen näher zu betrachten.

Die Osteoarthrose als Fakturfolge

Den intra- und extraartikulären Frakturformen ist gemeinsam, dass eine anatomiegerechte Frakturrekonstruktion mit der Möglichkeit einer frühfunktionellen Nachbehandlung das Risiko einer Sekundärarthrose minimiert. Gelingt eine solche exakte Rekonstruktion, ist zumindest bei einer extraartikulären Fraktur das Risiko einer Sekundärarthrose zu verneinen, es sei denn, dass primär nicht erkannte Begleitläsionen im Gelenk selbst, z.B. am ligamentären Apparat und auch den Knorpeloberflächen, ursächlich sind. An solche Begleitläsionen sollte insbesondere bei Unter- und Oberschenkelfrakturen – ganz besonders dann, wenn beide Beinabschnitte gleichzeitig betroffen sind – gedacht werden, speziell bei Frakturen infolge Sturzereignissen beim Skisport, direkten Gewalteinwirkungen beim Fußballsport oder beim angefahrenen Fußgänger und auch bei polytraumatisierten Autoinsassen.

Bei derartigen Fallgestaltungen entwickeln sich nicht selten erst in der Remobilisierungsphase Kniegelenkssymptome, denen schon unter diesen forensischen Aspekten immer mit großer Sorgfalt diagnostisch nachgegangen werden sollte.

Hinterlässt die extraartikuläre Fraktur (Tabelle 3) Formveränderungen, wie z.B. Achsabweichungen, Torsionsfehler, Verkürzungs- oder – im Wachstumsalter gar nicht selten zu beobachten – auch Verlängerungskomponenten, so sind diese Unfallfolgen zu dokumentieren, die hieraus resultierende Fehlbelastung des arthrotisch veränderten Gelenkes aufzuzeigen und andere Ursächlichkeiten auszuschließen. Die stets im Raum stehende

Tabelle 3. Arthrose-Risiko nach extraartikulärer Fraktur

1. **Minimiertes Arthorse-Risiko bei**
   - anatomiegerechter Frakturheilung
   - funktionsgerechter Rehabilitation
     (Gelenkbeweglichkeit, Muskelstatus)
   - keinen übersehenen Begleitläsionen
2. **Potenzielles Arthose-Risiko bei**
   - fehlformiger Frakturheilung mit
   - Fehlbelastung des Gelenkes
   - mangelhafter funktioneller Rehabilitation
   - nicht (hinreichend) sanierter Begleitläsion
3. **Nicht-unfallbedingte Mitwirkungsfaktoren beachten!**
   - Übergewicht (Bein)
   - Fortführung inadäquater sportlicher Belastungen
   - Stoffwechselstörungen etc.

Tabelle 4. Arthrose-Risiko nach intraartikulärer Fraktur

1. **Geringes Risiko bei**
   - anatomiegerechter Rekonstruktion
   - geringem (fehlendem) Knorpelschaden
   - sanierter (fehlender) Begleitläsionen
   - funktionsgerechter Rehabilitation
     (Gelenkbeweglichkeit, Muskelstatus)
2. **Hohes Risiko bei**
   - Stufenbildung/Destruktion
   - ausgeprägtem primären Knorpelschaden
   - nicht (hinreichend) sanierter Begleitläsion
   - mangelhafter funktioneller Rehabilitation
   - risikoreicher Nach-Therapie (z. B. Steroide i.a.)
   - Fortführung inadäquater sportlicher Belastungen

„idiopathische Osteoarthrose" wird unwahrscheinlich, wenn das gleiche Gelenk der Gegenseite keine arthrotische Veränderung erkennen lässt. Die *Mehr*dimensionalität dieser Beweisführung (Tabelle 8) begründet schließlich die zur Anerkennungsempfehlung notwendige Wahrscheinlichkeit eines Kausalzusammenhanges. Keinesfalls ausreichend sind in solchen Fallgestaltungen jedoch Begründungen wie „.... Wir sind der Meinung, dass ...". Derartiges genügt nicht den Qualitätsanforderungen einer ordnungsgemäßen gutachtlichen Beurteilung.

Anders als bei den extraartikulären Frakturen besteht auch bei einer absolut anatomiegerechten Rekonstruktion einer intraartikulären Fraktur (Tabelle 4) stets das Risiko einer Sekundärarthrose infolge der begleitenden Knorpelschädigung. Glattrandige Knorpeldurchtrennungen haben dabei zweifelsfrei eine sehr viel bessere Prognose, als ausgedehnte Knorpelaufbrüche und Auffaserungen in der Frakturzone, wie sie z.B. bei Mehrfragmentbildungen an den Oberschenkelgelenkrollen oder auch am Schienbeinkopfplateau zu beobachten sind. Finden sich derartige Mitteilungen im Operationsprotokoll, ist die im gleichen Gelenkareal später nachzuweisende Arthrosis deformans fast schon für sich allein der Beweis der Unfallursächlichkeit, sofern nicht gewichtige anderweitige Befundaspekte eine solche Einschätzung ins Wanken bringen können. Grundsätzlich sind auch in solchen Fallgestaltungen alle notwendigen gutachtlichen Überlegungen (Tabelle 8) mit seitvergleichender Beurteilung der paarigen Gelenke anzustellen, um die Plausibilität der Beurteilung begründen zu können.

Zusammenfassend ist zu den frakturbedingten Sekundärarthrosen festzustellen, dass der sorgfältig arbeitende Sachverständige so gut wie ausnahmslos zu einem plausiblen – und damit letztendlich unstreitigen – Ergebnis kommen kann. Gegenteilige gutachtliche Schlussfolgerungen beruhen in derartigen Fällen fast immer darauf, dass der stringente Algorithmus eines solchen Prüfungsverfahrens nicht beachtet bzw. durch eine Meinungsäußerung ersetzt wird.

Die Osteoarthrose infolge einer isolierten Knorpelschädigung

Die *isolierte* unfallbedingte Knorpelschädigung (Tabelle 5) kann ausschließlich durch Kompressions-Scher-Mechanismen entstehen. Ein „Mehr" an Kompressionsbelastung gefährdet die knöchernen Strukturen, ein „Mehr" an Scherbelastungen die ligamentäre Gelenksicherung. Diese Überlegung lässt erkennen, dass es scheinbare Bagatelleinwirkungen sind, die „nur" eine Knorpelläsion zur Folge haben. Dies birgt die Gefahr des Nicht-Erkennens der Primärverletzung aufgrund einer meist blanden Anfangssymptomatik z. B. mit geringfügiger Knieschwellung und kaum nachweisbarer Ergussbildung. Der Knorpelschaden als solcher kann auch – da im Knorpel keine Nervenendigungen zu finden sind – keine Schmerzen verursachen, die in der Regel der begleitenden Dehnungsbelastung der Kap-

Tabelle 5. Ursachenmomente des isolierten Knorpelschadens (betroffen ist fast nur das Kniegelenk)

„Dauerhocke" (Skiabfahrt, Bergwerk, etc.) [Franke 1993]
　↳　„anhaltendes" Mikrotrauma → Chrondromalazie

„Trockenlauf" (Kälte, Druck) [Noack 1993]
　↳　Knorpellazeration oder -fraktur

Knorpelkontusion (Bagatellunfall) [Bandi 1993]
　↳　erst 6–12 Wochen später schmerzhafte „Chondromalazie"

Subluxation der Kniescheibe
　↳　Knorpellazeration oder -fraktur

selstrukturen entstammen. Sind diese nicht (mikro-)strukturell geschädigt, klingen diese Schmerzen rasch ab. Hin und wieder bleibt der dann „rätselhafte" Erguss, dem nicht selten mit einer Kortikoid-Injektion begegnet wird, die jedoch die ohnehin nur geringen Chancen einer Reparation am Knorpelgewebe weiter minimiert und so die Gefahr der Sekundärarthrose optimiert.

Bestehen keine begünstigenden Kofaktoren (übermäßige Sportbelastungen, Übergewicht etc.), so wird der umschriebene kleine Knorpelschaden sich erst nach Jahren mit einer röntgenanatomisch erfassbaren Sekundärarthrose bemerkbar machen. Eine den rechtlichen Grundlagen entsprechende Beweisführung eines Kausalzusammenhanges ist in solchen Fällen fast nie mehr möglich. Diese Erfahrung des Gutachters sollte bei dem kurativ tätigen Kollegen als Mahnung empfunden werden, auch der bescheidenen unfallinduzierten Gelenksymptomatik seine volle diagnostische Aufmerksamkeit zu widmen und lieber einmal mehr als weniger – selbstverständlich unter hochsterilen Bedingungen – einen Gelenkerguss mit einer genügend dicken Nadel punktieren, um den Erguss auf Beimengungen von Knorpelfragmenten zu überprüfen. Nur dann ist – in Verbindung mit einer analytischen Betrachtung des Unfallhergangs – der Vollbeweis eines isolierten Knorpelschadens zu führen, sofern nicht eine Arthroskopie folgt. Die Kernspintomografie kann eine solche Diagnostik – mit Vollbeweis des *frischen* Knorpelschadens – in der Regel nicht leisten.

Die meniskogene Ursache der Osteoarthrose (Tabelle 6)

Zumindest im orthopädischen und traumatologischen Bereich gilt es zwischenzeitlich als unstreitig, dass die totale Resektion eines Meniskus – insbesondere des Innenmeniskus – mit hoher Inzidenz als Präarthrose auf-

Tabelle 6. Arthroserisiko nach Meniskusschaden

A. Gelenkmechanisch **relevanter Meniskusschaden** bleibt unsaniert
   ↳ Knorpelsuren → Kompartiment-Arthrose

B. Teil-Meniskus-Resektion
   ↳ Reibekoeffizient steigt [Pässler 2000]
      ↳ „anhaltendes Mikrotrauma"
         ↳ Arthrose-Risiko erhöht

C. Totale Meniskus-Resektion
   ▪ nach 5 Jahren ca. 40% beginnende Arthrose
   ▪ nach 15 Jahren fast 90% Kompartiment-Arthrose [Pässler 2000]

D. ↳ **und Kreuzbandverlust**
   = „Beginn des Endes des Kniegelenkes" [Pässler 2000]

zufassen ist. Nicht zuletzt hierauf basieren Empfehlungen zur sparsamen Resektion lädierter Meniskusanteile und Bemühungen zur Nahtfixierung randständiger Meniskusrisse bis hin zu Meniskustransplantaten.

Beim Meniskusschaden liegt das gutachtliche Problem auf einer ganz anderen Ebene, nämlich ob das angeschuldigte Ereignis überhaupt ursächlich war für die Meniskusschädigung. Zwischenzeitlich gilt hierbei das Prinzip, dass es den *isolierten* unfallbedingten Meniskusschaden nicht gibt (Weber 1994). Auch im Hinblick auf die häufigen asymptomatischen Meniskusdestruktionen, speziell im Bereich der Hinterhörner bei beschwerdefreien Probanden – in kernspintomografischen Reihenuntersuchungen (Jerosch u.a. 1993) nachgewiesen – ist stets daran zu denken, dass es sich um einen Zufallsbefund gehandelt haben kann. Nach heutigem Konsens in der Meniskusbegutachtung ist davon stets dann auszugehen, wenn keinerlei „Begleitläsionen" nachzuweisen sind (Ludolph, u.a. 1995).

Somit kann unter Umständen eine solide begründete positive Kausalitätsbeziehung zwischen Sekundärarthrose und vorausgegangener Meniskusresektion richtig sein, nicht hingegen die Kausalitätsbeziehung zum angeschuldigten Unfallgeschehen. Zwei Jahrzehnte einer beratungsärztlichen Tätigkeit erlauben die Feststellung, dass diese Tücke eine häufige Ursache einer gutachtlichen Fehlbeurteilung darstellt.

Die ligamentäre Verletzung als Ursache der Osteoarthrose

Gefährdungen der Kapsel- und Bandstrukturen resultieren aus dehnenden Mechanismen, einem „subluxation movement" (Palmer 1938), welches jedoch fast regelhaft einhergeht mit (Kompressions-)Scher-Mechanismen, so-

Tabelle 7. Arthroserisiko nach Bandschaden

A. Selten: Isolierter Bandschaden Arthrose-Risiko eher gering
B. Häufig: Kombinierter Bänder-Knorpel-Meniskusschaden ↓ infolge **„gekoppelter Subluxation"** [Stäubli 1991]

Arthrose-Risiko abhängig von
■ Ausmaß der „Begleitläsionen"
■ Suffizienz der Rekonstruktion
■ therapeut. Kollateralschaden
   – fehlplaziertes Kreuzbandtransplantat u.a.
   – Infektion
   – risikoreiche Nach-Therapie (z.B. Steroide i.a.)
■ Ergebnis der funktionellen Rehabilitation
■ Fortführung inadäquater sportlicher Belastungen
■ Ausmaß mitwirkender Faktoren
   (z.B. Varus/Valgus, Übergewicht etc.)

dass diese Gefährdungen von Stäubli (1991) als „gekoppelte Subluxation" bezeichnet werden. Diese Erkenntnisse erlauben die Feststellung, dass eine absolut isolierte Verletzung eines Bandes – wenn auch prinzipiell z.B. am Kreuzbandapparat denkbar – eher selten zu erwarten ist, somit auch bei den ligamentären Verletzungen nach „Begleitläsionen" zielgerichtet gesucht werden sollte.

Prinzipiell gilt, dass eine bleibende Instabilität als „Präarthrose" wirken kann. Bekannt ist aber auch, dass z.B. *isolierte* Instabilitäten *nur* am Außenband- oder Innenbandapparat des Kniegelenkes eher geringe Gefährdungen mit sich bringen, ähnlich auch die muskulär kompensierte vordere Kreuzbandschädigung. Ein wesentlich höheres Risiko beinhalten kombinierte Instabilitätsmuster, insbesondere dann, wenn keine oder nur eine schlechte muskuläre Kompensation besteht (Tabelle 7).

Auch die Suffizienz einer rekonstruktiven Behandlung spielt eine große Rolle bezüglich des Risikos einer Sekundärarthrose. Dem ist abwägend entgegen zu stellen, dass operationstechnisch bedingte Fehlschläge, z.B. ein fehlplaziertes Kreuzbandtransplantat, aber auch der iatrogen operationstechnisch bewirkte Knorpelschaden im hohen Maße als präarthrotische Faktoren anzusehen sind. Die immer häufiger in der Literatur erwähnten operationstechnischen Fehler mit der Notwendigkeit zu Revisionseingriffen – z.B. von Pässler im Rahmen der DGOT-Tagung in Wiesbaden im Oktober 1999 referiert – geben sehr zu denken, da die Arthrosis deformans dann einem therapeutischen Kollateralschaden entspricht.

Bleibende Instabilitäten sind bei korrekter Durchführung der *klinischen* Diagnostik so gut wie ausnahmslos nachweisbar. Ist ein solcher – reproduzierbarer – Befund dokumentiert, die Arthrosis deformans einseitig auf das geschädigte Gelenk beschränkt und fehlt es sowohl an konkurrierenden Unfalleinwirkungen als auch schicksalshaften Ursachenfaktoren (Tabelle 3), lässt sich der Kausalzusammenhang zum angeschuldigten Unfallgeschehen wahrscheinlich machen. Auch hier gilt die Feststellung, dass allein eine

Tabelle 8. Algorithmus der Kausalitäts-Beurteilung

Osteoarthrose als Unfallfolge	Pro	Kontra
Unfallgeschehen belegt (Vollbeweis)	ja	nein*
Erstschadensbild belegt (Vollbeweis)	ja	nein*
primäre Gelenkbeteiligung (alternativ)	ja	nein
sekundäre Gelenkbeteiligung (alternativ)	ja	nein
Vorschaden (z.B. früherer Unfall)	nein	ja
Nachschaden (z.B. späterer Unfall)	nein	ja
Mikrotraumatischer Schaden (Sport, Arbeit)	nein	ja
Cofaktoren (z.B. Übergewicht)	nein	ja
Arthrose beidseitig	nein	ja

* Verneinung der Kausalität zwingend

persönliche Meinungsäußerung des Gutachters unter Hinweis auf eine instabile Bandsituation *nicht* dem einzufordernden Qualitätsstandard einer Begutachtung entspricht.

Muskuläre und neurogene Schäden als Ursachen der Osteoarthrose

Hat es sich ursprünglich um Unfallschäden am Muskel-Sehnenapparat und/ oder dem innervierenden Nerven gehandelt, ergeben sich nicht selten schwierig zu lösende Fallgestaltungen, wenn es um die Ursächlichkeit einer Jahre später hinzugetretenen Arthrosis deformans geht. Hierbei bedarf es mit großer Sorgfalt einer *klinischen* Diagnostik, die aufzuzeigen hat, inwieweit solche Weichteilschäden sekundäre Auswirkungen auf die Gelenkmechanik haben. Die Röntgenanatomie hilft in solchen Fällen eher selten weiter. Möglich ist dies z.B. bei einer Schädigung am Musculus vastus medialis mit hieraus resultierender lateralisierter Kniescheibenführung, die sekundär eine laterale Retropatellararthrose bewirkt hat.

In solchen Fallgestaltungen gilt es durch plausible, auch dem Laien verständliche Darlegungen Überzeugungen zu vermitteln, die dem erforderlichen Wahrscheinlichkeitsbeweis genügen. Speziell in diesen – eher seltenen – Fallgestaltungen sind jedoch konträre Beurteilungen – jeweils mit überzeugenden Darlegungen – nicht selten, somit auch einmal „non liquet" möglich. In diesen Fällen entscheidet allein der Jurist mit der – etwas verkürzten – Fragestellung nach der Verteilung der Beweislast: Wer die Beweislast – bei Verletzungen stets der Betroffene – trägt, hat keinen Anspruch, wenn der (Wahrscheinlichkeits-)Beweis nicht zu führen ist.

Die Problematik der Prognose

Schon der behandelnde Arzt wird überaus häufig – ja geradezu regelhaft – vom Patienten nach der (Langzeit-)Prognose seiner Verletzung gefragt, um so mehr der Sachverständige, ganz speziell dann, wenn Haftungsfragen nach einem fremdverschuldeten Unfall zur Klärung anstehen.

Die Erfahrung einer nunmehr 20-jährigen gutachtlichen Tätigkeit, insbesondere mit Kenntnis von mehr als 100 000 Verletzungsfällen (beratungsärztliche Tätigkeit bei einer bundesweit zuständigen Berufsgenossenschaft) lehrt, dass im kurativen Bereich geradezu regelhaft die Gefahr einer posttraumatischen Arthrose bestätigt wird, ohne zu differenzieren, ob es sich dabei um eine realistische, alsbald eintretende sekundäre Komplikation – z.B. nach destruierenden Gelenkverletzungen – handelt, oder nur eine entfernte Möglichkeit einer solchen, sehr spät hinzutretenden Sekundärfolge diskussionswürdig erscheint. Solche undifferenzierten Auskünfte führen nicht selten zu unnötigen streitigen Auseinandersetzungen. Zeigt dann der

Sachverständige solche entfernten, gelegentlich sogar fehlenden Möglichkeiten einer Sekundärarthrose auf, so gerät er in die Gefahr einer Verunglimpfung als „Papierdoktor", der nicht über die Erfahrungen des behandelnden Chirurgen oder Orthopäden verfügt.

Besonders bedacht werden sollten aber auch die mit solchen düsteren Frühprognosen verknüpften, nur allzu verständlichen Ängste des betroffenen Patienten, der unter Umständen nicht wieder gutzumachende Änderungen in seiner Lebensplanung – z.B. einen Berufswechsel – vornimmt und hiermit Schadenersatz begründet, der gar nicht so selten in einer gerichtlichen Auseinandersetzung mangels hinreichend begründeter Aussicht auf eine Spätarthrose nicht durchsetzbar ist. Der betroffene Patient ist in solchen Fällen doppelt geschädigt, u.a. basierend auf unbedachten, gelegentlich leichtfertigen ärztlichen Äußerungen, was insofern unbedingt vermieden werden sollte.

Prognostische Einschätzungen in der Frühphase sind grundsätzlich problematisch, wenn es sich nicht um schwere Gelenkdestruktionen mit *sicher* zu erwartender Sekundärarthrose handelt. Aus der großen Zahl der beratungsärztlich über viele Jahre hinweg begleiteten Fälle lassen sich jedoch zwei Regeln ableiten, die zumindest eine gewisse Orientierung bei der prognostischen Einschätzung des Arthroserisikos erlauben:

- Je schwerer die primäre Gelenkverletzung war, um so früher ist mit der Entwicklung der Sekundärarthrose zu rechnen mit relativ rascher Progredienz und eventuell frühzeitig absehbarer Notwendigkeit zu einer weiteren chirurgischen Intervention (Endoprothese, Versteifung etc.).
- Fehlen am Ende des ersten Unfalljahres röntgenanatomisch erfassbare Indizien für eine sich entwickelnde Sekundärarthrose, besteht in der Regel eine günstige Prognose, die zwar eine Spätarthrose nicht ausschließt, aber eine nur sehr langsame Arthroseentwicklung erwarten lässt. Ankündigungen einer eventuell später notwendigen endoprothetischen Versorgung sind in solchen Fällen fehl am Platz.

Bei solchen prognostischen Einschätzungen müssen grundsätzlich wieder Kofaktoren (sportliche, eventuell auch berufliche Beanspruchungen, Übergewicht etc.) beachtet werden. Solche Wechselwirkungen sind selbstverständlich auch im Gutachten aufzuzeigen.

Bewertung einer posttraumatischen Arthrose

Ist eine unfallinduzierte Arthrosis deformans unstreitig, stehen lediglich Bewertungsfragen an, bei denen man meinen möchte, dass fehlerhafte gutachtliche Einschätzungen kaum möglich sind. Auch diesbezüglich lehrt jedoch die prüfärztliche Erfahrung, dass gar nicht selten Bewertungen der röntgenanatomischen Situation die Bezifferung der MdE (private Unfallversicherung: Invalidität nach der Gliedertaxe) und auch die konkrete Beziffe-

Tabelle 9. Arthrosebedingte MdE-Bemessung

■ **Nur** Röntgenbefund →	0 bis unter 10%
↳ + chron. Gelenkreizung →	10%
■ Mit relevanter funktioneller Beeinträchtigung →	20%
↳ + relevante Instabilität →	30%
Eine höhere MdE als 30% ist nur mit besonderer Begründung vertretbar!	

rung einer beruflichen Beeinträchtigung (Haftpflichtfall) bestimmen. Ein solches gutachtliches Vorgehen ist jedoch grundfalsch!

In allen *gutachtlichen* Bereichen (gesetzliche und private Unfallversicherung, Haftpflichtversicherung, WDB-Folge etc.) bestimmt der *Funktionsbefund* maßgeblich die Einschätzung (Tabelle 9). Zumindest der erfahrene Arzt weiß um das Problem, dass selbst eine röntgenanatomisch weit fortgeschrittene Arthrosis deformans nicht zwingend mit subjektiv erlebten Beschwerden und Behinderungen einhergehen muss, andererseits auch bei fehlender Arthrosis deformans funktionelle Beeinträchtigungen vorliegen können. So ist es auch schlicht falsch, die Feststellung einer *wesentlichen* Verschlimmerung einer Unfallfolge nur mit Zunahme röntgenanatomischer Arthrosezeichen zu begründen, wenn die funktionellen Verhältnisse weitestgehend unverändert geblieben sind. Solche Fehlbeurteilungen sind nicht selten Ausgangspunkt für unnötige Rechtsstreitigkeiten.

Wünschenswert wäre insofern eine systematische Aus- und Weiterbildung unseres Nachwuchses auch im gutachtlichen Bereich, nicht zuletzt auch unter dem Aspekt, dass solche Fehlbeurteilungen nicht selten Grundlage spektakulärer Berichterstattungen in den Medien darstellen mit dem Tenor, dass der andere „böse" Gutachter in willfähriger Weise dem Versicherungsträger nach dem Munde redete nach dem Motto: „Wessen Brot ich ess', dessen Sprach' ich sprech'". Hinterfragt man solche spektakulären Medienbeiträge – immer häufiger im audiovisuellen Bereich anzutreffen –, so findet man fast ausnahmslos eine insuffiziente Begutachtung mit weit überzogenen Bewertungen, die unter Negierung banalster gutachtlicher Qualitätskriterien als die alleinige Wahrheit hingestellt werden.

Literatur

Bandi W (1977) Die retropatellaren Kniegelenksschäden. Huber-Verlag
Collins DH. (1949) The pathology of articular and spine disease. Arnold & Co, London
Eriksson E (1983) „J Palmer". A Great Name in the History of Cruciate Ligament Surgery. Clin Orthop 172:3
Franke K (1993) Sekundärer Knorpelverschleiß. In: Wirth CJ (Hrsg) Praktische Orthopädie B. 23: „Überlastungsschäden im Sport", Thieme, S 97–104

Jerosch J, Castro WHM, Halm H, Assheuer J (1993) Kernspintomographische Meniskusbefunde bei asymptomatischen Probanden. Unfallchirurg 96:457–461
Ludolph E, Weber M, Besig K (1995) Die Begutachtung des isolierten Meniskusschadens. Die BG 10:563–567
Mockwitz J (1977) Voraussetzungen für die Anerkennung eines Knorpelschadens als Unfallfolge. Hefte zur Unfallheilkunde 129:301–306
Mohr W (1986) Pathomorphologische Aspekte der konservativen Therapie der Arthrose. Orthopäde 15:366–378
Mohr W, Hesse I (1989) Arthrose – Schicksal oder Krankheit? Internist 30:633–642
Mohr W (1993) Pathogenese der Arthrose – primäre Ereignisse und Folgen. Med Orth Tech 113:54–58
Mohr W (1997) Pathologische Anatomie der Arthrose. arthritis+rheuma 17:12–14
Noack W, Czerlitzki T (1995) Arthrose und Sport. Georg Thieme Verlag, Stuttgart. Prakt Orthop 25:175–181
Pässler HH (1999) Neue Entwicklungen der Kniegelenkschirurgie (I). Vers Med 51:152–156
Pässler HH (2000) Neue Entwicklungen der Kniegelenkschirurgie (II). Vers Med 52:13–18
Palmer J (1938) Siehe Eriksson E
Rothenberg RJ (1988) Rheumatic desease aspects of ley length inequality. Semin Arthritis Rheum 17:196
Sokoloff L (1985) Anatomical abnormalities XVIth Int. Congress Rheumato Sydney (1985) Abstr. Nr. R 173
Stäubli H-V et al (1991) Natürlicher Verlauf der unbehandelten Ruptur des vorderen Kreuzbandes In: Jakob RP, Stäubli HV: Kniegelenk und Kreuzbänder. Springer, S 243
Thirupathi RG et al. (1984) Sparing effekt of tendon injury on osteoarthritis. J Hand Surg 9A:592–594
Schoenberger A, Mehrtens G, Valentin H (1998) Arbeitsunfall und Berufskrankheit, rechtliche und medizinische Grundlagen für Gutachter, Sozialverwaltung und Gerichte. Erich Schmidt Verlag, Berlin
Weber M (1994) Die Beurteilung des Unfallzusammenhanges von Meniskusschäden. Orthopäde 23:171–178
Weh L (1995) Präarthrosen des Kniegelenkes. Extr orthop 18:15–19

Diskussion

? 1. Provoziert ein Hämarthros eine Arthrose?

Generell ist dies weder zu bejahen noch zu verneinen. Ein geringer, rasch resorptionsfähiger Hämarthros wird genau so wenig ein Arthroserisiko darstellen wie der adäquat therapeutisch angegangene massive Hämarthros.
Ein massiver Hämarthros ohne Entlastungspunktion bzw. ohne adäquate Behandlung der eigentlichen Traumafolge wird das Arthroserisiko zumindest vermehren.

**? 2. Wie verhält man sich mit Patienten mit einem Anpralltrauma im Bereich des Knies, die Beschwerden gehen für zwei Monate nicht weg, hiernach wird eine Arthroskopie gemacht, die einen Knorpelschaden nachweist. Kann dieser Knorpelschaden aufgrund des primären Unfalles entstanden sein?

Allein der optische Eindruck eines Knorpelschadens wird zwei Monate nach dem Ereignis nicht mehr eine eindeutige kausale Zuordnung zulassen. Eine Beweisführung wird nur mit zusätzlichen „Indizien" möglich sein:
- Eignung des Herganges zur Herbeiführung eines Knorpelschadens?
- Stimmen Lokalisation des Knorpelschadens mit dem Einwirkungsort überein?
- Indiziert der Erst- bzw. Frühbefund eine Kniebinnenschädigung (z. B. Erguss)?
- War die medizinische Vorgeschichte bereits mit Kniereizerscheinungen etc. belastet?
- Lässt das Pat.-Alter generell die Vermutung einer genuinen (arthrotischen) Knorpelschädigung zu?

Im Einzelfall können unter Umständen „Begleitläsionen" ein gewichtiges Indiz pro Kausalität darstellen.

? 3. Kann es sein, dass eine Chondromalazie erst nach einer dreimonatigen Latenz nach einem Anpralltrauma der Patella entsteht?

Nach Bandi ist ein schmerzfreies Intervall von zwei bis drei Monaten sogar Bedingung für die Anerkennung. Dies gilt nach Mockwitz auch für die kontusionell herbeigeführte Chondromalazie. In der jüngeren Literatur finden sich hierzu *keine* Beiträge.

12 Thrombose und Lungenembolie – Konsequenzen für die orthopädisch/unfallchirurgische Begutachtung

E. FOERSTER

Definition

Der Verschluss einer Lungenarterie ist zumeist durch Verschleppen von Thromben aus den tiefen Beinvenen, seltener von Fett, Luft oder anderen Stoffen mit dem Blutstrom verursacht. In 90% der Fälle stammen die Thromben aus dem Einzugsgebiet der V. cava inferior, die verbleibenden 10% aus dem Einflussgebiet der V. cava superior und dem rechten Herzen. Intra vitam werden Lungenembolien zumeist nur in bis zu 25% der Fälle diagnostiziert, tödliche Lungenembolien, welche bevorzugt aus dem iliofemoralen Bereich stammen, zu etwa 1/3.

Auslösende Faktoren der Lungenembolie

95% Thromben
- ca. 70% Ober- und Unterschenkel
- ca. 20% Beckenbereich
- ca. 5% obere Extremität, rechtes Herz

5% andere Materialien
- Fruchtwasser (Trophoblastenteile, Mekonium, Lanugohaare)
- Luft (Trauma, iatrogen, perioperativ, Tauchunfall)
- Fett, Knochenmark (Trauma)
- Tumoranteile
- Baumwollfasern (postoperativ, nach Katheteruntersuchung)
- Talkum, Stärke (i.v.-Drogenabusus)

Epidemiologie

Venöse Thrombosen und Embolien stehen nach der koronaren Herzkrankheit und dem ischämischen Insult an dritter Stelle in der Häufigkeit kardiovaskulärer Erkrankungen und stellen eine der Hauptursachen für Morbidität und Letalität während eines Krankenhausaufenthaltes dar, werden allerdings auch zunehmend bei ambulanten Operationen beobachtet. Die Häufigkeit der Lungenembolie bei zugrundeliegender Thrombose kann mittels pathologisch-anatomischer und nuklearmedizinischer Untersuchungen festgestellt werden. Im Obduktionsgut findet sich die venöse Thrombose bei Inklusion auch der mikroskopischen Thromben in bis zu 72%. Die Häufigkeit der Lungenembolie bei nachgewiesener Thrombose beträgt bei makroskopischer Betrachtung 79,4%, steigt allerdings unter Berücksichtigung der mikroskopischen Embolien auf 87,8% an. Die letalen oder am Tod mitbeteiligten Embolien stammen zu 2/3 bis zu 3/4 aus Thrombosen oberhalb des Knies, die inzidentellen zu 50% oberhalb des Knies und die mikroskopischen zu 2/3 aus Thrombosen unterhalb des Knies. Nuklearmedizinische Untersuchungen, die entweder bei klinischem Verdacht oder bei nachgewiesener Venenthrombose erfolgen, weisen Lungenembolien in 38 bis 57,5% aller venösen Thrombosen nach. Im Falle von isolierter Unterschenkelvenenthrombose finden sich in 46% Embolien, bei Mitberücksichtigung des Oberschenkels in 67% und bei Mitbeteiligung der Beckenvenen in 77%. Da 46 bis 100% aller Embolien ohne klinische Symptome verlaufen, liegt die Bedeutung der nuklearmedizinischen Untersuchungen vor allem in der Erkennung klinisch stummer Lungenembolien.

Ätiopathogenese

Die Ursachen einer venösen Thrombose, welche zugleich auch die auslösenden Faktoren einer Lungenembolie darstellen können, sind vielschichtig. Sie können unterteilt werden in *erworbene Risikofaktoren* und *thrombophile Diathesen*, wobei die Kombination der disponierenden Faktoren das Thrombose- und Embolierisiko erhöht.

Allgemeine Disposition

Von großer Bedeutung unter den prädisponierenden Faktoren der Thrombembolie ist das *Lebensalter* der Patienten. Während Thrombosen im Kindes- und Jugendalter relativ selten sind, liegt die Inzidenz von Venenthrombosen und Lungenembolien in der Altersgruppe der 40- bis 49-jährigen bei 50/100 000 Einwohner und steigt mit jeder weiteren Lebensdekade kontinuierlich an. Zudem kann eine Bevorzugung des *weiblichen Geschlechts* beobachtet werden.

Schädigung der Gefäßwand

Infolge eines Endothelschadens kommt es zum Verlust des antithrombotischen Potenzials, welches die Bildung unkontrollierter Gerinnsel verhindert. Neben der Schädigung durch *Hypoxie*, *Endotoxine*, *Viren* oder *An-*

tikörper kommt vor allem der direkten mechanischen Traumatisierung der Venenwand bei *Operationen* und *Verletzungen* große Bedeutung zu (z. B. Armvenenthrombose beim zentralvenösen Verweilkatheter). Im Rahmen von chirurgischen Eingriffen ist insbesondere der Knie- und Hüftgelenksersatz mit einem hohen Thromboserisiko assoziiert. Darüber hinaus prädisponiert auch das *postthrombotische Syndrom* mit persistierenden Schäden an Endothel und Venenklappen zu Thrombosen und Embolien. Bei der „*Traveller-Thrombose*" ist die Abknickung der V. poplitea in beengter Sitzhaltung auf Langstreckenreisen oder -flügen als ursächlich anzusehen.

Verlangsamung/Änderung der Blutströmung

Die Verlangsamung der Blutströmung sowie Änderungen der Strömungsdynamik üben einen bedeutenden Einfluss auf die Entstehung und das Wachstum venöser Thromben aus. Vermutet wird, dass es unter der Voraussetzung der lokalen Stase und der Hyperkoagulabilität auch ohne Endothelschädigung zu venösen Thrombosen kommen kann. Ein besonders ungünstiger Einfluss ist der *Immobilisation* im Rahmen strenger Bettruhe oder der Ruhigstellung einer Extremität im Gipsverband zuzuschreiben. Weitere Beeinträchtigungen der Blutströmung finden sich bei *Herzinsuffizienz* sowie bei Insuffizienz der tiefen Leitvenen infolge einer *Stammvarikose* oder eines *postthrombotischen Syndroms*. Weitere, ebenfalls mit dem Alter ansteigende Risikofaktoren, stellen *Schwangerschaft* und *postpartale Situation* dar.

Veränderung der Blutkomponenten

Ursache einer erhöhten Hyperkoagulabilität kann sowohl eine *gesteigerte Aktivität von Thrombozyten und Gerinnungsfaktoren* als auch eine *verminderte Fibrinolyse* sein, z. B. kann es im Rahmen bestimmter systemischer Erkrankungen zu einer Aktivierung der Blutgerinnung kommen. Insbesondere bei *malignen Tumoren* können eine vermehrte Freisetzung von prokoagulatorischen Substanzen, ein Anstieg der Akute-Phase-Proteine wie Fibrinogen, eine Erhöhung der Thrombozyten sowie eine Aktivitätsminderung des fibrinolytischen Systems beobachtet werden. Zu einer leichten Verminderung der Blutgerinnungsinhibitoren kann es unter der Einnahme von *oralen Antikonzeptiva*, insbesondere bei Ovulationshemmern mit Desogestrel und Gestoden, kommen.

Defekte des Gerinnungs- bzw. Fibrinolysesystems

Bedingt durch Defekte des Gerinnungs- und Fibrinolysesystems kann es zu angeborenen oder im Rahmen von bestimmten Krankheiten erworbenen

Thrombophilien kommen, wobei die klinische Variabilität unter anderem auf die Art (quantitativ oder qualitativ) und den Schweregrad des Defekts (homozygot oder heterozygot) zurückzuführen ist. Zudem unterscheiden sich die einzelnen Gerinnungsstörungen auch bezüglich der antikoagulatorischen Potenz des Proteins, so dass z. B. der AT-Mangel im allgemeinen mit einer höheren Thromboseneigung einhergeht als der Protein S-Mangel, während die Kombination mehrerer thrombophiler Störungen (Multigendefekte) zu einer Kumulation des Thromboserisikos führt. Treten schon vor dem 40. Lebensjahr rezidivierende Thromboembolien auf, so liegt der Verdacht auf einen hereditären Defekt nahe, ebenso bei positiver Familienanamnese und bei ungewöhnlicher Lokalisation der Thromben in den Mesenterialgefäßen oder den Sinusvenen des Kopfes. Bei bestehendem Verdacht ist vor allem die Bestimmung der Blutgerinnungsinhibitoren *Antithrombin*, *Protein C*, *Protein S* sowie die Untersuchung auf *APC-Resistenz* unabdingbar. Unter den erworbenen Defekten kommt insbesondere den *Antiphospholipid-Antikörpern* klinische Bedeutung zu, während der Stellenwert von *Homocystein* und *Prothrombin* im Rahmen eines primären Testprogramms noch in größeren Studien zu belegen ist.

APC-Resistenz

Die angeborene Resistenz gegen aktiviertes Protein C ist die häufigste Ursache hereditär bedingter Thromboembolien. Ursache der APC-Resistenz ist eine Punktmutation im Faktor-V-Gen (Faktor V-Leiden). Die Mutation zerstört eine wichtige Protein-C_a-Spaltungsstelle im Faktor Va, wodurch die Inaktivierung von Faktor Va durch aktiviertes Protein C stark verlangsamt wird. Etwa 20–30% aller Thrombosepatienten weisen diesen Defekt auf, die Prävalenz der heterozygoten Träger liegt bei 2–15%. Die APC-Resistenz ist verantwortlich für 50% aller hereditären Thrombophiliefälle, das Thromboserisiko ist im Vergleich zu Gesunden bei heterozygoten Anlageträgern bis 7fach, bei Homozygoten bis 50fach erhöht. Werden gleichzeitig östrogenhaltige Ovulationshemmer eingenommen, erhöht sich das Risiko bei Heterozygoten bis zum 50fachen, bei Homozygoten sogar auf mehr als das 100fache.

AT-Mangel

Der angeborene, heterozygote AT-Mangel wird autosomal-dominant vererbt und geht mit einem erhöhten Risiko venöser und gelegentlich auch arterieller Thrombosen einher. Die Häufigkeit des AT-III-Mangels liegt bei etwa 0,05% der Bevölkerung, wobei es sich zumeist um jüngere Patienten mit rezidivierenden thromboembolischen Erkrankungen handelt. Etwa 1–3% aller venösen Thrombosen lassen sich auf diesen Risikofaktor zurückführen. Der Pathomechanismus beruht vor allem auf einer verminderten Inaktivierung von Faktor IIa (Thrombin) und Faktor Xa.

Protein C-Mangel

Der Pathomechanismus des Protein C-Mangels beruht auf einer unzureichenden Inaktivierung der Faktoren Va und VIIIa.

Der heterozygote Protein C-Mangel wird sowohl autosomal-dominant als auch autosomal-rezessiv vererbt. Die Prävalenz des heterozygoten Mangels liegt bei 1:200 bis 1:300, allerdings sind Protein C-Mangelzustände nur für 3–5% der Thrombosen verantwortlich. Ob es zur Entwicklung einer Thrombose kommt, hängt vom Vererbungsmodus ab, bei autosomal-dominanter Vererbung (Prävalenz ca. 1:16000) treten gehäuft Thrombosen auf, so dass eine gute Überwachung der Patienten bei Operationen, Traumen und anderen Risikosituationen notwendig ist. Bei autosomal-rezessiver Vererbung ist das Risiko nicht größer als in der Normalbevölkerung.

Protein S-Mangel

Der Protein S-Mangel bewirkt eine verminderte Aktivität des Protein C, dessen Kofaktor das Protein S ist, so dass man beim hereditären Protein S-Mangel das gleiche klinische Bild wie beim Protein C-Mangel findet. Die Prävalenz des Protein S-Mangels im Thrombosekollektiv liegt etwa in der gleichen Größenordnung von 2–5% wie beim Protein C-Mangel.

Antiphospholipid-Antikörpersyndrom (APLS)

Beim Antiphospholipid-Antikörpersyndrom liegen Antikörper gegen Phospholipid-Protein-Komplexe des Gerinnungssystems vor. Als ursächlich für die gesteigerte Thromboseentstehung werden angenommen: eine Interferenz mit dem Protein C-System, eine Bindung von Antikardiolipin-Antikörpern an Thrombozyten, welche dadurch aktiviert werden, sowie eine Bindung an aktivierte Endothelzellen und dadurch verlängerte und verstärkte prokoagulatorische Aktivität dieser Zellen.

Prothrombin-Mutation

Durch eine Mutation im Prothrombin-Gen haben die Patienten ein etwa 4fach höheres Risiko, eine Thrombose zu entwickeln. Ursache scheint eine vermehrte Produktion von Prothrombin (Faktor II) zu sein. Der Anteil der Heterozygoten beträgt etwa 1,5% der Bevölkerung, die Prävalenz der Prothrombin-Mutation in der Allgemeinbevölkerung liegt bei 1–3%, unter Thrombosepatienten bei 6% und bei selektierten Thrombosepatienten (Alter <45 Jahre oder rezidivierende Thrombose) sogar bei 18%.

Prädisponierende Faktoren für die Entstehung einer tiefen Beinvenenthrombose und Lungenarterienembolie

Primär: APC-Resistenz
AT-III-Mangel
Protein C + S-Mangel
Kardiolipin-Antikörper
Plasminogenmangel

Sekundär: Koagulopathie bei Plättchendysfunktion bei
Tumorleiden   Heparininduzierter Thrombozytopenie
chron. Entzündung   Myeloproliferativer Erkrankung
Schwangerschaft   Paroxysmaler nächtlicher Hämoglobinurie
Medikamenteneinnahme
– orale Kontrazeptiva
– Steroide
– Diuretika
Nephrotisches Syndrom

Weitere Faktoren:
Venöse Stase (Immobilisation, post-OP, Traumata,...)
ZVK
Hyperviskosität
Dehydratation

Risikoerhöhung bei endogenen Faktoren

- Nikotin + Kontrazeptiva (7fach)
- Frühere Venenthrombose (1–6fach)
- Schwangerschaft, postpartal (5,5fach)
- Colitis ulcerosa (4,5fach)
- Hormonelle Kontrazeptiva (3,2–4fach)
- Herz-Kreislauferkrankungen (3,5fach)
- Geschlecht (Frauen 3fach)
- Tumorerkrankungen (2,5fach)
- Fortgeschrittenes Alter (2,2fach)
- Übergewicht über 20% (1,5fach)

Klinik

Die klinische Symptomatik einer *pulmonalen Thrombembolie* ist sehr unspezifisch und in Abhängigkeit von der Schwere der Embolie und den Begleiterkrankungen variabel, so dass letztendlich nur eine Verdachtsdiagnose möglich ist. Das klinische Bild variiert von klinisch praktisch beschwerdefreien Patienten mit kurzfristigen, kaum verspürten passageren Beschwerden (stumme Lungenembolie) bis hin zur schwersten Dyspnoe oder dem Vollbild eines kardiogenen Schocks. Zu den Kardinalsymptomen einer relevanten Lungenarterienembolie zählen *Dyspnoe*, *Thoraxschmerzen*, ein *akutes Angstgefühl* sowie eventuell *Tachykardie*. Liegt eine Kombination dieser Symptome neben zusätzlichen Risikofaktoren wie Thromboseneigung, postoperativer Zustand oder Immobilisierung vor, so ist der Verdacht auf eine Lungenarterienembolie differentialdiagnostisch zu berücksichtigen.

Die klinischen Zeichen einer *tiefen Beinvenenthrombose* sind ebensowenig eindeutig. Die typische Trias mit *Schwellung*, *Schmerz* und *Zyanose* findet sich nur bei etwa 10% der Patienten, allerdings schließt das Fehlen der klinischen Zeichen insbesondere bei bettlägerigen Patienten eine Thrombose keinesfalls aus.

Symptome und Befunde	
Lungenembolie	**Thrombose**
Dyspnoe	Ziehende Schmerzen (Wade, Poplitea, Leiste)
Thoraxschmerzen	Schweregefühl
Angst	Spannungsgefühl
Husten	Schwellung (Umfangsdifferenz)
Tachypnoe	Zyanotische Glanzhaut
Tachykardie	Pratt-Warnvenen (Kollateralvenen)
Hämoptysen	Überwärmung
Rasselgeräusche	Druckempfindlichkeit im Verlauf der tiefen Venen
Schweißausbruch	

Diagnostik

Grundlage der Diagnostik einer *Lungenarterienembolie* ist die bereits früh gestellte Verdachtsdiagnose. Bei den diagnostischen Methoden wird unterschieden zwischen solchen mit hinweisendem Charakter (klinische Symptome, Untersuchungsbefunde, EKG, Röntgen-Thorax, Laboruntersuchungen, Blutgasanalyse) und solchen mit sicherndem bzw. beweisendem Charakter (Echokardiografie, Lungenszintigrafie, Pulmonalisangiografie, Spiral-CT).

Im individuellen Fall sollte sich die Diagnose an den anamnestischen Fakten, den vorherrschenden Risikofaktoren, klinischen Befunden sowie den gezielt erhobenen technischen Untersuchungsbefunden orientieren.

Die Diagnostik einer *tiefen Beinvenenthrombose* stützt sich auf die Anamnese, die klinischen Zeichen sowie auf die bildgebende Diagnostik (Farbdoppler-Sonografie, Angio-CT oder -MRT, aszendierende Phlebografie, nuklearmedizinische Suchtests, D-Dimere). Zusätzlich sollte eine Abklärung der Ursache bzw. Risikofaktoren (Thrombophilie, Malignome, postoperative Zustände, Frakturen) erfolgen.

Differentialdiagnose

Differentialdiagnose der akuten Lungenarterienembolie			
Akute Dyspnoe	**Akuter Thoraxschmerz**	**Synkope**	**Schock**
Pneumothorax	Angina pectoris	Zerebral	Myokardinfarkt
Pneumonie	Myokardinfarkt	– Krampfanfall	akute MI, VSD
Asthma bronchiale	Perikarditis	– Embolie	Bradykardie
dekomp. COPD	Pleuritis	– Blutung	Tachykardie
Lungenödem	Aortendissektion	Bradykardie	Anaphylaxie
Pleuritis	Interkostalneuralgie	Karotissinus-	Sepsis
Vitium cordis	Herpes zoster	Syndrom	massive Blutung
akute MI, VSD	Mediastinitis	Tachykardie (VT, VF)	Aortendissektion
Perikarderguss	Pankreatitis	vaso-vagal	Aortenruptur
Aspiration	akutes Abdomen	Hypoglykämie	dekomp. Vitium cordis
Bronchialkarzinom	Ulkusleiden		
Pleuratumoren	Milzinfarkt, -ruptur		Vorhofmyxom
Hochdruckkrise	Nireninfarkt, -kolik		Myokarditis
Atelektase	Gallenkolik		
Systemerkrankungen mit pulm. Beteiligung	Rippenfraktur		

Differentialdiagnose der Phlebothrombose
■ Postthrombotisches Syndrom mit chronisch venöser Insuffizienz
■ Lymphödem (? Zehen auch geschwollen)
■ Muskelfaserriss und posttraumatische Schwellungszustände (? Anamnese, Haut nicht überwärmt, nicht zyanotisch)
■ Ischias-Syndrom (? Anamnese, Schmerzausstrahlung, neurolog. Status)
■ Akuter arterieller Verschluss (? kein Puls, blass-kalte Haut, kein Ödem)

Gutachterliche Stellungnahme

Bei Gewebeverletzungen, Frakturen, Operationen resultiert meist eine Beeinflussung des Gerinnungssystems in Richtung Hyperkoagulabilität, besonders erschwert bei Immobilisation, daher wird eine nach diesen Ursachen entstandene Thrombose gutachterlich ohne große Umstände zu beurteilen sein. Allerdings kann eine Phlebothrombose insbesondere bei bettlägerigen Patienten häufig inapperent bleiben. In diesem Fall eines nach längerer Latenzzeit auftretenden postthrombotischen Syndroms kann die Differenzierung als Unfallfolge oder einer anderen Ursache dann für einen Gutachter sehr schwierig werden.

Ein postthrombotisches Syndrom neigt naturgemäß zur Verschlechterung, wobei die Folgen durch konsequentes Tragen von Kompressionsstrümpfen gemindert werden können.

Grundsätzlich beinhaltet jede Beinverletzung, jede operative Manipulation oder Immobilisation im Gips ein erhöhtes Thromboserisiko. Die klinischen Zeichen einer Thrombose können verzögert auftreten, jedoch ist das Auftreten von Komplikationen nicht an einen bestimmten zeitlichen Ablauf gebunden, so dass auch Intervalle von mehreren Wochen/Jahren nicht den zeitlichen Zusammenhang mit dem Erstkörperschaden und dessen Bedeutung für den ursächlichen Zusammenhang aufheben. Dies bedeutet jedoch nicht, dass jede nach einem Unfall oder einer Operation gesicherte Gefäßveränderung Unfall- oder Operationsfolge ist. Voraussetzung für einen Kausalzusammenhang sind der zeitliche Zusammenhang, die veletzungsnahe Lokalisation sowie der Ausschluss anderer Ursachen. Handelt es sich um verletzungsferne Komplikationen, so ist der Nachweis von verletzungsnahen Gefäßveränderungen unabdingbar. Für die Zwecke der Begutachtung sind in der Regel die Venendruckmessung und/oder die Dopplersonografie ausreichend. Laborchemische Untersuchungen sind zumeist nicht indiziert, es sei denn, es gilt begleitende andere Erkrankungen abzuklären. Wird die Indikation im Rahmen der Begutachtung dennoch vertreten, geschieht dies lediglich zur Beantwortung der Frage nach dem Thromboserisiko, d. h. nach Zukunftsrisiken, was jedoch in keinem Rechtsgebiet entschädigungsrelevant ist.

Zur Begründung eines Unfallzusammenhanges mit dem postthrombotischen Syndrom sind in der Regel 3 Fragen zu berücksichtigen:
- Trat nach dem Unfall eine Thrombose auf?
- Wie verlief die Latenzzeit?
- Wie war der Vorzustand?

Da eine Thrombose wegen vordergründiger anderer Unfallfolgen häufig nicht direkt diagnostiziert wird, gilt es zumeist zu prüfen, ob nicht eine Thrombose wahrscheinlich vorgelegen hat. Hinweise darauf liefern größere Weichteilverletzungen der unteren Extremität, Bewegungseinschränkungen infolge der Weichteilverletzungen oder sonstiger Immobilisationen, mechanische Stauungen und insbesondere Verletzungen und Operationen im Beckenbereich.

Als schwierig erweist sich vor allem die Beurteilung der Latenzzeit. Freie Intervalle von 1-2 Jahren oder sogar länger sind nicht ungewöhnlich. In dieser Hinsicht bedeutsame Brückensymptome sind Angaben über rezidivierende Stauungen sowie Symptome rezidivierender Thrombosen.

Auskunft über den Vorzustand liefert in der Regel ein gründlicher gutachterlicher Untersuchungsbefund aus den ersten Monaten nach dem Unfall.

Zur Einschätzung der MdE sind die funktionell relevanten klinischen Befunde entscheidend. Von großer Wichtigkeit ist die Dokumentation der Klagen des Patienten sowie eine eventuelle Einnahme von blutgerinnungshemmenden Medikamenten. Die Notwendigkeit zur Antikoagulation beeinflusst die einzuschätzende MdE, allerdings müssen die erhöhte Verletzungsgefahr der Weichteile sowie die grundsätzlich vorhandene Blutungsgefahr überprüft werden, so dass festgestellt werden kann, in welchem Ausmaß eine verminderte Einsetzbarkeit des Verletzten auf dem allgemeinen Arbeitsmarkt besteht und in welchem Umfang Tätigkeiten von dem Verletzten nicht mehr ausgeführt werden dürfen.

■ **Unfallversicherung.** Als Unfallfolge ist das postthrombotische Syndrom anzuerkennen, wenn die Kausalkette Unfall-Thrombose-postthrombotisches Syndrom auch zeitlich plausibel ist. Dies gilt auch dann, wenn keine manifeste Thrombose nachweisbar sein sollte, aber ein Unfallereignis mit Gewebeschädigung und Immobilisierung vorliegt und die Entwicklung des postthrombotischen Syndroms in diesem Zeitraum stattfand.

Im Fall eines Unfalls bei vorbestehendem postthrombotischen Syndrom wird mit einer Verschlechterung als Traumafolge gerechnet werden müssen, insbesondere dann, wenn es in kurzer zeitlicher Folge zu einem chronisch venösen Ulkus kommen sollte.

■ **Rentenversicherung.** Bereits ein mäßig ausgeprägtes postthrombotisches Syndrom kann in Berufen mit erheblicher Stehbelastung zu einer Berufsunfähigkeit bzw. einem GdB/MdE von 30-50% führen. Dies gilt insbesondere dann, wenn keine Behandlung mit Kompressionsstrümpfen möglich sein sollte z. B. bei bereits vorliegendem chronisch venösen Ulkus. Bei sehr ausgeprägtem postthrombotischen Syndrom, evtl. auch mit Befall beider Beine kann Berufs- oder Erwerbsunfähigkeit vorliegen.

Im Falle einer grundlegenden plasmatischen Gerinnungsstörung wie Protein-S-Mangel, Protein-C-Mangel, AT-III-Mangel oder Hypoplasminogenämie mit unbefristeter medikamentöser Antikoagulation wird die Erwerbsfähigkeit des Versicherten gemindert, da er nur unter Arbeitsbedingungen ohne besondere Verletzungsgefahr arbeitsfähig ist. Die MdE dürfte dabei zwischen 10-20% liegen.

■ **Schwerbehindertengesetz.** Der GdB beträgt 0 bei unkomplizierten Krampfadern. Bei chronisch-venöser Insuffizienz bei ausgeprägter Varikosis oder einem postthrombotischen Syndrom kann eine GdB von 0–10 angenommen werden, wenn ein geringes, belastungsabhängiges Ödem ohne Ulzera vorliegt. Eine GdB von 30 bis 50% liegt bei zusätzlich vorliegenden chronisch rezividierenden Ulzera je nach Ausdehnung auch ein oder beidseitig vor. Selten wird eine höhere GdB/MdE Bewertung zum Ansatz kommen, wenn bei postthrombotischem Syndrom auch Thrombosen der Beckenvenen oder der V. cava vorliegen.

■ **Zusatzaspekt Lungenembolie.** Die pulmonalen Folgen können sich vergleichsweise schnell zurückbilden, meist bleiben uncharakteristische und funktionell nicht essentielle fibrotische Narben in der Lunge zurück. Wenn nach Lungenembolie eine thrombolytische Therapie i.S. einer Antikoagulanzienbehandlung erforderlich sein sollte, so kann zwischen einem halben bis einem Jahr eine Erwerbsminderung eintreten. Die versicherungstechnische Beurteilung z. B. bei unfallbedingten Lungenemboliefolgen muss die verbleibenden funktionellen Ventilationsstörungen oder kardialen Auswirkungen berücksichtigen.

Therapie

Die Therapie der *Lungenembolie* ist vor allem vom Schweregrad abhängig. In der akuten Phase steht neben einer adäquaten Behandlung der Grunderkrankung die Durchführung von Basismaßnahmen (Sedierung, Analgesie, Sauerstoffgabe, Oberkörperhochlagerung, kreislaufunterstützende Maßnahmen) sowie die kausaltherapeutische Rekanalisation der Lungenstrombahn im Vordergrund, während in der chronischen Phase insbesondere die Rezidivprophylaxe entscheidend ist.

Zu den Therapiekriterien einer *tiefen Beinvenenthrombose* zählen vor allem die Verhinderung einer Lungenembolie, die Vermeidung der Ausbreitung der Thrombose sowie die Rekanalisierung des thrombosierten Gefäßes mit Erhaltung der Venenklappen und somit Verhinderung eines postthrombotischen Syndroms.

Zielkriterien der Therapie der tiefen Beinvenenthrombose

Primäre Zielkriterien	Sekundäre Zielkriterien
■ Überleben	■ Rekanalisierung
■ Lungenembolie	■ Klappenerhalt
■ Postthrombotisches Syndrom	■ Thrombuswachstum

Thrombolyse

Im Rahmen der Therapie einer Lungenarterienembolie konnte gezeigt werden, dass im Vergleich zur alleinigen Heparintherapie mittels der verschiedenen Thrombolyseregime eine schnellere Emboluslyse und eine schnellere Normalisierung des pulmonalvaskulären Widerstandes erreicht werden kann. Allerdings sollte die Thrombolyse aufgrund der zahlreichen Kontraindikationen und schwerwiegenden Komplikationen (Blutungen) nur bei absolut sicherer Indikation eingesetzt werden. Als praktikabel in der Thrombolysetherapie hat sich entweder eine längerdauernde Streptokinase- oder Urokinaselyse erwiesen, während bei schwerstkranken Patienten mit fulminanter Lungenarterienembolie die Lysetherapie mit einem Bolusregime unter Verwendung von tPA am häufigsten eingesetzt wird. Im Rahmen der Therapie der tiefen Beinvenenthrombose sollte die Lysetherapie nur bei Fehlen von Kontraindikationen (Thrombopenien, Operationen,...) sowie nur bei einem Bestehen der Thrombose von weniger als einer Woche eingesetzt werden.

Operative Thrombektomie

Während die operative Embolektomie heute nur noch bei Patienten mit zentraler Lungenarterienembolie in Frage kommt, stellt die operative Therapie der Beinvenenthrombose ein bewährtes Verfahren dar. Ihre Indikation basiert vor allem auf der Vermeidung von Lungenembolien. Da die Gefahr des Auftretens von Lungenembolien steigt, je proximaler die Lokalisation der Thrombose ist, ergibt sich die Indikation insbesondere bei Beckenvenenthrombosen sowie bei flottierenden Thromben in der Leiste. Verglichen mit anderen Therapieoptionen (Lysetherapie, Heparinisierung mit anschließender oraler Antikoagulation) hat sich bisher die venöse Thrombektomie als die Therapie mit der geringsten Lungenembolierate erwiesen. Bereits präoperativ sollte eine *therapeutische Heparinisierung* der Patienten erfolgen, welche postoperativ fortzusetzen ist (PTT-Verlängerung auf das 1,5-2,0fache des oberen Normbereichs). Nach Erreichen des therapeutischen Bereichs (INR 2,0-3,0) kann die Heparinisierung beendet werden. Die sobald wie möglich begonnene orale *Antikoagulation* mit Phenprocoumon wird für mindestens 3-6 Monate beibehalten. Zusätzlich sollte eine *Kompressionstherapie* durchgeführt werden, welche bei vollständiger Rekanalisation des Venensystems auf 4 Wochen begrenzt und bei unvollständiger Rekanalisation für längere Zeit verordnet wird.

Stellenwert der Kompressionstherapie

Ziel der Kompressionstherapie in der akuten Phase der tiefen Beinvenenthrombose ist die Vermeidung des Thrombuslängenwachstums und des postthrombotischen Syndroms sowie die Verhinderung der lebensbedrohlichen Komplikation einer Lungenembolie. Klinisch äußert sich die Wirksamkeit einer suffizienten Kompressionstherapie sowohl durch das rasche Abklingen subjektiver Beschwerden wie Spannungsgefühl und Schmerzen als auch durch den Rückgang der Beinschwellung. Durch die äußere Kompression der Extremität kommt es zu einer Reduzierung des Durchmessers der Venen, wodurch sich der Blutfluss in den Leitvenen erhöht. Auch bei venengesunden Patienten konnte in der postoperativen Phase bereits durch Antithrombosestrümpfe mit vergleichsweise niedrigem Anpressdruck auf die Haut eine Blutflussbeschleunigung von 98% nachgewiesen werden. Wird der Patient in der akuten Phase der Thrombosetherapie nicht immobilisiert („ambulatorische Thrombosetherapie"), unterstützt die Kompression von außen die Wirksamkeit der Muskel-Gelenk-Pumpen, so dass die Venenklappen funktionsfähig bleiben und ein venöser Reflux vermieden werden kann. Durch die Kompression von außen wird der transmurale Druck in den Kapillaren und Venolen gesenkt, so dass dadurch ein erleichtertes Abbauen des Ödems möglich wird. Kapillarmikroskopisch konnte unter vierwöchiger Kompressionstherapie eine signifikante Reduktion der perikapillären Halos als Maß für die perikapilläre Ödemreduktion im Stauungsgebiet bei chronisch venöser Insuffizienz beobachtet werden. Bei der Auswahl des *Kompressionsmaterials* sollte darauf geachtet werden, dass der Druck auf die Haut ausreicht, um über die nichtvaskulären Kompartimente in den tiefen Leitvenen suffiziente hämodynamische Effekte zu erzielen. Darüber hinaus ist auch die Mobilität des Patienten (mobiler ambulanter Patient – wenig mobilisierter Patient) in der Auswahl des Kompressionsmaterials zu berücksichtigen.

Stellenwert des Vena cava-Filters

Die Indikation der perkutan implantierbaren Cava-Filter stellt vor allem die Lungenembolieprophylaxe bei gefährdeten Patienten mit tiefer Beinvenenthrombose dar. Weitere Indikationen dieser zur Zeit noch kontrovers diskutierten Methode sind die Prophylaxe vor geplanten Hoch-Risiko-Eingriffen bei Patienten mit anamnestisch bekannten Lungenembolien oder bedeutenden Risikofaktoren sowie bestehende Kontraindikationen zu einer therapeutischen Heparinisierung oder rezidivierende Lungenembolie trotz durchgeführter Heparintherapie. In Abhängigkeit von den verwendeten Systemen sind zum Teil hohe Komplikationsraten beschrieben worden, so dass bis zum Vorliegen von Ergebnissen randomisierter Studien die Indikation der Filtersysteme eher zurückhaltend gestellt werden sollte.

Prognose

Die Prognose der tiefen Beinvenenthrombose ist in der Regel bei Durchführung einer konsequenten Therapie als günstig zu beurteilen, während die Prognose der Lungenembolie vor allem von ihrem Stadium sowie von zugrundeliegenden Risikofaktoren und dem Auftreten von Komplikationen abhängig ist.

Prognostische Kriterien der Lungenembolie

- **Schweregrad**
  - **Stadium I+II**
    Letalität <10%
  - **Stadium III**
    Letalität auch unter Therapie >25% (RV-Versagen)
  - **Stadium IV**
    Letalität auch unter Therapie >50% (RV-Versagen, zerebrale Hypoxie)
- **Alter und Vorerkrankungen**
- **Zeitpunkt von Diagnose und Therapie**

Literatur

Der Internist 7/99, 710–720:

Heintzen MP, Strauer BE (1999) Akutes Cor pulmonale bei Lungenarterienembolie. Medizinische Klinik und Poliklinik B, Heinrich-Heine-Universität Düsseldorf

Wiener Medizinische Wochenschrift 2/3/4/1999:

Haas S, Haas P (1999) Die Therapie von Thrombosen mit niedermolekularen Heparinen
Hach-Wunderle V (1999) Prädisposition und Auslöser der venösen Thrombose
Lockner D (1999) Standardheparin versus niedermolekulares Heparin. Aus der Medizinischen Klinik des Universitätskrankenhauses in Huddinge
Steins A, Jünger M (1999) Stellenwert der Kompressionsbehandlung in der Behandlung der tiefen Beinvenenthrombose
Mostbeck A (1999) Die Häufigkeit der Lungenembolie bei venöser Thrombose
Kummer F (1999) Klinik und Diagnostik der pulmonalen Thrombembolie (PTE)

Zentralblatt für Chirurgie 124 (1999):

Ockert D, Schellong S, Bergert H, Scholz A, Zimmermann Th, Nagel M, Saeger HD (1999) Therapie der tiefen Beinvenenthrombose? Wann ist eine chirurgische Therapie indiziert?
Hamann H (1999) Sekundärprophylaxe nach tiefer Venenthrombose? Niedermolekulares Heparin versus Cumarin. Gefäßchirurgische Abteilung
von Bary S, Kühn J, Krieger S, Sobala KH (1999) Der Vena-cava-Schirmfilter – Rezidivprophylaxe der Lungenembolie
Bürger Th, Halloul Z, Tautenhahn J, Lippert H (1999) Stellenwert des Vena cava-Filters bei der Behandlung der tiefen Becken-Beinvenenthrombose

Sachverzeichnis

A
0°-Abduktions-Test 7
A. radialis 40
A. circumflexa femoris 55
– medialis 56
Abduktions-Außenrotationstrauma 10
Absprengung, knöchern 17
Abwehrspannung 22
AC-Arthrose 32, 33
AC-Gelenk 32
– Arthrose 32
– Resektion 32
– Spalt 32
Achsenabweichung 42, 122
AC-Sprengung 33
Adipositas 59
Aggravationstendenz 114
Akromioklavikulargelenk 27
Akromion 5, 19, 28 f., 31
Akute-Phase-Protein 135
Algodystrophie 42, 45, 47, 113 ff.
– Beurteilung 116
– klassisch 118
– Klinik 118
Alkoholkonsum 58
Anamnese 18
Anästhesie 105
Angstgefühl, akut 139
Anpralltrauma 131 f.
anterior-posterior Shift Mechanismus 79
anterior-posteriore Translation 84
antikoagulatorische Potenz 136
Antikörper 134
Antiphospholipid-Antikörpersyndrom 137
antithrombotisches Potenzial 134
Aponeurose 115
Apparat, ligamentär 122

Apprehension-Test 19
– hinterer 19
– vorderer 19
Arbeitsgemeinschaft für Osteosynthesefragen (AO) 33
Armvenenthrombose 135
Arthro-CT 19 f.
Arthrografie 24, 45
Arthropathie, metabole 116
Arthrose 68, 90, 131
– Entwicklung 119, 129
– posttraumatisch 119, 128
– Risiko 131
– sekundäre 119
– Zeichen 84
Arthrosis 124
– deformans 119 ff., 124, 127, 129
– – posttraumatisch 119 f.
– – – sekundär 120
Arthroskopie 15, 23 f., 91, 121, 131
Ätiologie 4
Ätiopathogenese 119
AT-Mangel 136
Atrophie 113 ff.
– als Ausschlusskriterium 68
Aufnahme, transthorakal 20
Ausbruchfragment 98
Ausrissverhalten 77
Außenbandruptur 98
– Apparat 127
Außenknöchel
– Fraktur 101, 103, 107
– Stabilität 101
– Torsionsfraktur 98
Außenmeniskus 70
Außenrotation 10
Außenrotations-Flexions-Valgisationstrauma 79, 82, 85
Autopsieuntersuchung 69

Azetabulum
- Fraktur 53f., 62
- Pfeiler, hinterer 54

B
Babinski-Froment-sympathische Paralyse 113
Bagatellschaden 62
Bajonettstellung 44
Band 16
- Instabilität 77, 81, 91
- korakoklavikular 32
- - teilrupturiert 32
- Läsion 83
- meniskofemoral 76
- Naht 103
- Ruptur 79, 81f., 85, 87
- - boot-induced 79
- Stumpf 82, 87
Bandverletzung, medial 67
Bankart-Defekt 18, 23,
Bankart-Fraktur 23
Bankart-Läsion 5, 17f., 20ff., 29
Beckenfraktur 53, 62
Beckenvenen 134
Beckenvenenthrombose 144
Beeinträchtigung, kosmetisch 32
Begleitläsion 82, 122
Begleitverletzung 65, 70
- ligamentär 74
Beinvenenthrombose 144
- tiefe 146
Beinverletzung, knöchern 20
Belastungszone 42
Beschwerdebild, algodystrophisch 114
Beugebehinderung, schmerzhaft 68
Beweglichkeitsprüfung 19
Bewegungs
- ablauf 66
- schmerz 90
Bizepsanker 21f.
- Teilinstabilität 21
Bizepsansatz 22
Bizepssehne 5, 20f., 24f.
- lange 5, 20ff.
- Partialruptur 20
- Test 22
- Ursprung 21
Blutströmung 135
Blutzirkulation 59
Bohrdrahtosteosynthese 43
Brückensymptom 121, 142
Brustbein-Schlüsselbeingelenk 5

Bündelnagelung 34
Bursaerguss 7

C
Caisson-Krankheit 58
Cava-Filter 145
C-Fraktur 40
Chondromalazie 132
Computertomografie 19f., 29, 31, 45, 90

D
Daumenstrecksehne, lange 43
Deformität, präarthrotische 83f.
Degeneration, primär 64
Dehnungsbelastung 124
Dekalzifikaton, idiopathisch, schmerzhaft 113
Dekompressionsosteotomie 47
Deltaband 97f., 101
Deltamuskel 5
Demarkation 90
Demarkationszone 90
Desault-Verband 34
Diabetes mellitus 59
Diathese, thrombophile 134
Discus articularis 42, 44
Dislokation 31, 39, 41, 97
- grad 54, 101
Dissekat
- osteochondral 89
Dissituation, skapholunär 40
Dissoziation, skapholunär 42, 45
Distorsionsverletzung 55, 59, 62
Dopplersonografie 141
Dorsalabkippung 41, 43f.
Drehsturz 66
Drittelrohrplatte 106
drop-arm-sign 7
Druckschmerz 68
Druckverhältnis, intraossär 63
Dyspnoe 139
Dysregulation, vegetativ 114
Dysregulation, zirkulatorisch 114
Dystrophie 44, 114
- posttraumatisch, sympathisch 113

E
Einklemmungen 68
Elle 39
Ellenvorschub 43
Embolie 133, 139
- mikroskopisch 134
endoprothetische Versorgung 54

endoprothetischer Ersatz 34
Endothel 135
– Schaden 134f.
Endotoxin 134
Engpasssymptomatik 35
Entzündungsreaktion 114
– regional 114
Epiphyse 40, 57, 90
Epiphysenfuge 38
Erguss 64, 68f.
– blutig 68
Erstluxation 17f., 23
Erstschadensbild 121
Extensionsfraktur
– Typ Colles 39
– Typ Pouteau 39
extrazelluläre Matrix 119
extrinsische Faktoren 7

F
Femur
– Fraktur 62
– – proximal 53
– proximal 55
– Kondyle 92
– Kopf
– – Osteonekrose 59
– – Nekrose 54, 62
Fettmark 57
Fibrillation 83
Fibrinolysesystem 135
Fibrosierung 113
Fibula 97
– Fraktur, subkapital 105
– Osteosynthese 105
– Osteotomie 101
Flake fracture 93
Flexionsfraktur, Typ Goyrand 39
Flexionsfraktur, Typ Smith 39
Formveränderung 122
Fossa glenoidalis 19
Fragmentdislokation 101
Fragmentverschiebung 34
Fraktur 114, 118, 120
– azetabulär 62
– Dislokation 38, 103, 114
– Ebene 54
– extraartikulär 40, 122
– Form 54
– intertrochantär 55
– intraartikulär 40
– – anatomiegerechte Rekonstruktion 123

– Lokalisation 31, 97
– osteochondral 92f.
– Reposition 55
– Stabilisierung, dorsal 30
– Stifte, biodegradable 41
– subtrochantär 55
– tangential 57
– transchondrale 91, 93
– Typ 27
– Verlauf 40
– Zone 123
Funktionstest 19
Funktionsverlust 68
Fußballsport 122

G
Gabelstellung 44
Gefäßläsion 56
Gefäßsystem 53
Gelegenheitsanlass 64
Gelegenheitsursache 80
Gelenk
– Destruktion 129
– Erguss 90
– – blutig 81
– Flächen
– – druck 101
– – kontakt 101
– Kapsel 16, 18
– – angeborene, multidirektionale Hyperlaxität 23
– Knorpelzellen 115
– Knorpelzustand 65
– Körper, freie 93
– Luxation 16
– Pfanne 15
– Schmerz 90
– Sicherung, ligamentär 124
– Stellung 16
Genese
– alkoholtoxisch 58
– traumatisch 17, 67
Gerinnungssystem 135
Gesamtschaden 75
Gewebsnekrose 82
Gilchrist-Verband 34
Gipsverband 135
Gleitschicht, subakromiale 27f.
Gleitverbindung Schulterblatt-Brustwand 5
Glenohumeralgelenk 27f.
glenohumerales Band 16
Glenoid 20f., 29, 31

– Fraktur 17, 20, 29
Gonarthrose 84f.
Grobgriff 45

H

Hämarthros 7, 81 f., 85, 131
Hämatom 7
– intrakapsulär 54
Handgelenk
– Arthrose 47
– Deformität 39
– Fraktur 39, 48
– Kompartiment, ulnar 47
Handwurzelknochen
– aspetische Nekrose 44
– Fraktur 39f.
– Luxation 39
– Luxationsfraktur 40
Hautdurchspießung 31
Herz, rechtes 133
Herzkrankheit, koronare 133
Hill-Sachs-Delle 5, 17 ff.
Hill-Sachs-Läsion 18, 23
HSS-Knee-Follow-up-Score 83
Hüftgelenk 53
– Ersatz 54
Hüftkopf 53, 55, 57, 120
– Luxation 53, 59, 62
– traumatisch 53
– Osteonekrose 53ff., 62
– – avaskulär 55
– – posttraumatisch 54
– Nekrose 53ff., 62f.
– – idiopathisch 56f., 59, 63
– Pathogenese 53
– posttraumatisch 53, 55ff., 59, 62f.
– – Rate 58
Hüftluxation 54
Humerus 5, 28
– Fraktur 28
– Kopf 17, 19f., 23 f., 28
– – Ersatz 34
– – Fraktur 30, 33 f.
– – – Hauptfragmente 33
– – Hochstand 15
– – Impression 17
– – Mehrfragmentfraktur 20, 34
– – Resektion 34
– – Subluxation 19, 21, 25
– – Translation 19
– – Zirkumferenz 20
– Länge 19

Hyperextensionstrauma 85
Hyperflexionstrauma 85
Hyperkoagulabilität 135, 141
Hyperlaxität 18
Hyperlipidämie 59
Hypertension, intraossär 57
Hypertonus 59
Hyperurikämie 59
Hypochondrie 114
hypovaskuläre Zone 8
Hypoxie 134
Hysterie 116

I

Imbalance 9
Impingement 29
– glenoidal 21
– Mechanismus 91
– Syndrom 103
Implantatversagen 43
Impressionsfraktur 23
Innenband 82
– Apparat 127
– Ruptur 105, 107
Innenknöchel 97f.
– Fraktur 105, 107
– Meißelfraktur 98
– Querfragment 98
Innenmeniskus 70, 82
Innenrotation 10
Innenrotationstrauma 85
Inspektion 19
Instabilität 19, 21, 34, 41, 83ff., 96f., 117 f., 127 f.
– Diagnostik 19
– Episoden 80ff.
– Gefühl 90
– karpal 42, 45
– Kriterien 101
– mediokarpal 42
– multidirektional 17
– Muster 127
– posttraumatische, vordere 23
– radioulnare 41, 44
– unidirektional 17
Insult, ischämisch 133
Interobservervarianz, hohe 82
intrinsischer Faktor 7
Inzidenz 76
Ischämie, dysbarisch 58

J

Jobe-Test 7

K

Kalotte 33
Kampfsportart 76
Kantenfragment 41
Kapsel 16, 28, 115
- dorsal 91
- Hyperlaxität 18f.
- Lappen 97
- Weite 20
Kapselband-Apparat 74
Kapselbandstruktur, medial 85
kapsulo-labroligamentärer
  Komplex 17f.
Kardinalsymptom 139
Karpalkanal 43
Karpaltunnelsyndrom 43
- posttraumatisch 47
- spätposttraumisch 43
Kausalgie 113
Kausalität
- Beziehung 126
- Indiz 7
- Problematik 27
- wesentlich 64
Keimnachweis 121
Kernspintomografie 15, 19f., 22, 24, 71, 116, 121, 125
Kinematik, karpal 42
kinematische Kette 5
Kirschner-Draht 38
- Osteosynthese 41
Klassifikation nach Frykman 40
Klavikula 28, 32
- Fraktur 28, 31f.., 38
- - laterale 31
- - mediale 31
- - mittlere 31
- Plattenosteosynthese 29
klinische Manifestation 75
Knie
- Binnenschädigung 132
- Extension 91
- Flexion 79
- Gelenk 76, 78f., 84, 91, 123
- - Anamnese 80, 82
- - Arthroskopie 66
- - Außenbandapparat 127
- - Bandinstabilität 77
- - Befund, arthroskopisch 82
- - Erguss 85
- - Innenbandapparat 127
- - Instabilität 66
- - Luxation 79f., 85

- - Schädigung 84
- - Subluxation 79, 85
- - Trauma 66, 80
- - Verschleiß 77
- Reizerscheinung 132
- Trauma 81
Knochen
- Demineralisierung 112
- Durchblutung, subchondral 91
- Infarkt 56
- Nekrose, ischämisch 56
- subchondral 92
- Sklerose 116
- Szintigrafie 91
Knorpel 58
- Aufbruch 123
- Durchtrennung 123
- Kappe 57f.
- Kontusion 91
- Oberfläche 83, 122
- - Fibrillation 83
- Randzone, Ausdünnung 90
- Schaden 118, 121, 123f., 131
- - akzidentell 43
- - posttraumatisch 96
- Struktur 58
- Verletzung 83, 121
Kompartimentarthrose,
  medial 120
Kompartment, ulnokarpal 40
Kompartmentsyndrom 39, 43
Komplikation, infektiöse 121
Kompressions
- belastung 124
- Scher-Mechanismus 124, 126
- therapie 145
Kondylus 91
Konstitutionstyp 84
Kontraktur 115
- fibrotisch 121
- ischämisch (Volkmann) 43
Kontusion 55
- Verletzung 55, 59, 62
Kopfdefekt, posterolateral 23
Kopfnekrose 34, 54f., 58
- postoperativ 34
- posttraumatisch 34
Kopfoberfläche 57
Korakoid 31
Korbhenkelriss 21
Körperschaden 27
Koxarthrose 120
Kraftanstrengung, aktiv 10

Kraftprüfung 19
Krepitation 39, 90, 92
Kreuzband 66, 76, 85
- Apparat 127
- Gewebe 82
- - histologische Beurteilung 82
- hinteres 76
- Instabilität, chronisch 81
- Insuffizienz, vordere, alte 80
- Läsion 85
- Reizimpuls 76
- vorderes 76ff., 82, 84f.
- - Ausrissverhalten 77
- - Biomechanik 77
- - partielle Ruptur 81
- - Reißfestigkeit 77f., 85
- Ruptur 76, 79, 81f., 85f.
- - akute 85
- - mehrzeitig, stufenweise 81
- - unbehandelte 84
- - vordere 77ff.
- - - adäquates Trauma 80
- - - akute 83
- - - Verletzungsmechanismus 79
- Schaden 77, 86, 127
- Verletzung 67, 76
- - akut 81, 83
- - vordere 67
- vorderes 83

L
Labrum 21, 28
- glenoidale 16, 20
- - posterior-superior Verletzung 21
- Korbhenkelriss 21
- oberes 20ff.
- - vorderes 20
- ventrokaudal 17
- Läsion 20f.
Labrum-Bizeps-Komplex 25
Lachmann-Test 81ff.
Läsion
- anterolateral 93
LCA-Ruptur 87f.
Leitstabfunktion 100
Leitvenen, tiefe 135
Letalität 133
Lig. capitis femoris 54
Lig. coracoacromiale 28
Lig. interkarpale 40
Lipidspeicherkrankheit 58
Lokalbefund 64

Lungenarterie 133
- Embolie 139, 144
Lungenembolie 130f., 143ff.
- Folgen 143
- Prophylaxe 145
Lungenkontusion 28
Lupus erythematodes 58
Luxation 8f., 17ff., 21, 23, 54, 80
- atraumatische Ursache 17
- dorsal, akut 19
- posterior-superior 54
- traumatische Ursache 17
- vordere 17
Luxations
- ereignis 18
- fall 19
- fraktur 20, 33ff., 54, 106
- komponente 5
- neigung 17f.
- richtung 18, 23
- trauma 17
- zustand 54

M
M. biceps 29
- brachii 16
M. coracobrachialis 5, 29
M. deltoideus 5, 16, 22, 29, 30
M. extensor indicis proprius 48
M. extensor pollicis 44f.
- longus 48
M. infraspinatus 5, 15
- Atrophie 30
M. pectoralis major 31
M. sternocleidomastoideus 31
M. subscapularis 5
M. supraspinatus 5, 12, 15
- Atrophie 30
M. teres minor 5
M. vastus medialis 120
Magnet-Resonaz-Tomografie (MRT) 45, 91, 93
Maisonneuve Fraktur 99, 105
Makrotrauma 18
Malleolengabel 98
Manipulation 141
Marknagelungversorgung 55
Massenruptur 15
Mechanorezeptor 16
Mehrfragmentbildung 123
Mehrfragmentfraktur 34f., 40
- intraartikulär 40
Meißelfraktur 98

Sachverzeichnis

Membrana interossea 97, 99
Meniskus 64, 67 ff., 74, 76, 84, 125
- Befund 67, 71
- Begutachtung 126
- Degeneration 65, 70, 75
- lateral 83
- Läsion 64, 66 f., 69, 86
- - nach Trauma 69
- medial 83
- - Ruptur 83
- Pathologie 65, 68, 71
- Resektat 69
- Resektion 126
- Riss 67, 70
- - degenerativ 68
- - Genese 67
- - isoliert 72, 74
- - - traumatisch 65
- - Morphologie 67
- - Symptomatik 65
- - traumatisch 64, 68, 75
- - - isoliert 64
- Schaden 75, 84
- - isoliert, traumatisch 64
- Teilresektat 69
- Veränderung 70
- - degenerativ 68 f.
- Verletzung 67, 83
- - isoliert 74
- Verlust 116
- Zeichen 68 f.
Metaphyse 40
Mikrotrauma 9, 17 f., 21, 91, 120
- indirekt 91
- repetitiv 17, 21 f., 24 f., 93
- rezidivierend 9
Mindermineralisierung 45
Mop-end appearance 87
Morbidität 133
Morbus Gaucher 58
Morbus Legg-Calve-Perthes 92
Morbus Sudeck 42, 44, 47, 117 f.
Morphologie 67
MR-Arthrografie 22 f.
Muskelfehlinnervation 23
Muskel-Sehnenapparat 128
Muskelverletzung 121

N
N. axillaris 30
N. medianus 43 f., 47
N. radialis 48
- ramus superficialis 43, 44

N. suprascapularis 30
Nachreposition 42
Nackengriff 35 Narbenbildung 43
Narkotikum 23
Nativradiologie 19
Nekrose 53, 55, 57
- aseptisch 44
- ischämisch 53
Nekroserate 34, 58
Nervennaht 48
Nerventransplantation 48
Neurolyse 48
Neuromresektion 48
Neutralposition 19
Nikotinabusus 59

O
Oberarmkopf 15
Oberschenkel
- Atrophie 68
- Fraktur
- - proximal 55
- - subtrochantär 55
- Gelenkrolle 124
O'Brian-Test 22
Ödem 44, 113
- intravaskulär 57, 63
Operation 114
Operationsindikation 34
Operationsverfahren 34
Os acromiale 31
Os scaphoideum 39
Ossifikationsstörung 92
Osteoarthrose, idiopathisch 123
Osteoarthrosis 116
- sekundär 121
osteochondrale Veränderung 93
osteochondrales Areal 91
Osteochondrosis dissecans (OD) 89, 91, 93, 96
Osteonekrose 55 f., 58 f., 62, 92 f., 116
- aseptisch 92
- avaskulär 55
- idiopathisch 62
- posttraumatisch 54, 63
- primär idiopathisch 57
- subchondral 90
Osteoporose 45, 113
- posttraumatisch, schmerzhaft 113
Osteosynthese 41, 105
- Material 34
Ovulationshemmer 135 f.

P

Palpation 19, 30
Pars conoidea, Ruptur 32
Partialruptur 10, 81
Patella
– Druck 91
– Luxation 92f.
Pfanne 5
Pfannenrand 17
– vorderer 17, 23
– Abbruch 29
Pfannenüberdachung, dysplastisch-ungenügend 116
Pivot-Shift-Test 81, 83
Plantarflexion 93
Plattenosteosynthese 31f., 34, 38, 55
popping sensation 81
Postinfarkt-Sklerodaktylie 113
postthrombotisches Syndrom 141, 145
Pourfour-du-Petit-Syndrom 113
Präarthrose 119, 127
präarthrotischer Faktor 120
Primärarthrose 119
Proc. coracoideus 28f.
Proc. styloideus ulnae 40f.
Pronations-Abduktionsmechanismus 98
Protein-C-Mangel 137
Protein-S-Mangel 136f.
Prothrombin-Gen 137
Pseudarthrose 31, 33, 38, 43, 91
– Bildung 29
– Risiko 32
– Reaktion nach Mikrofraktur 91

Q

quadrizeps-induced 79
Quadrizepsatrophie 68
Querfraktur 98

R

R. superficialis n. radialis 43, 44
Radioulnargelenk 43, 45
– dislokal 42
Radius 43
– distal 48
– Fragment 42
– Fraktur 31, 39ff.
– – bilateral 44
– – distal, instabil 41
– Korrekturosteotomie 47
Redislokation 41f.
Refixation 41

Reflexbogen 16, 76
– propriozeptiv 76
Reflexdystrophie, neurovaskulär 113
Reißfestigkeit 77f.
Reizimpuls 76
Rekonstruktion, anatomiegerecht 119
Reparationsvorgang 89f.
Reponierbarkeit 97
Reposition 18, 34, 53
– geschlossen 31
– offen 105
Retention 34
Retinaculum flexorum 47
Retinierbarkeit 97
Retropatellararthrose 120
Retropulsion 45
Rezeptor 76
Rippenfraktur 28
Rissbildung, sekundär 70
Rissmorphologie 65, 72
Roll-Gleit-Bewegung 76
Röntgendiagnostik 7
Rotation, passiv 66
Rotationsschmerz 68
rotator-cuff-tear/rupture 4
Rotatorenmanschette 3ff., 7ff., 12f., 15f., 20, 25f., 28
– Degeneration 7
– knöcherner Ausriss 8f.
– Komplettruptur 21
– Partialruptur 21
– Problematik 3
– Ruptur 3f., 9f., 15, 24
– – inkomplett 21
– Schaden 3f., 7f., 12, 27
– – Beurteilungskriterien 12
– Sehnenplatte 8
– Veränderung 3f., 9
– Verletzung 26
rotator interval 10
Rucksackverband 38
Ruptur 4, 9, 15, 77
– komplett 101
– alte 82
– Art 15
– Ätiologie 9
– intraligamentär 77
– isoliert 10
– massiv 15

S

Säbelhiebschnitt 38
Scaphoid 40

Sachverzeichnis

SC-Arthrose 33
Schaden
- sekundär 93
- unfallbedingt 64
Schadensanlage 6
Schadenslage 75
Schädigung, traumabedingt, isoliert 64
Schaftfraktur 121
Scharniergelenk 100
Schenkelhalsfraktur 54, 62
- medial 54f., 62
Schenkelhalskopf 58
- ischämische Nekrose 53
Schenkelkopf 57, 63
- Nekrose 55
- - primar idiopathisch 56
- - sekundär idiopathisch 56
Scherbelastung 124
Scher-Mechanismus 123
Schienbein 103
Schienbeinkopfplateau 124
Schlagsportart 21, 24
Schlüsselbein 31
Schlüsselgriff 45
Schlussrotation, physiologisch 74
Schmerz 68, 139
- Punkt 44
Schraubenosteosynthese 34
Schubladentest 19, 81
Schulter 16
- Aufnahme 19
Schulterblattfraktur 28, 30
Schultereckgelenk 5
Schultererstluxation 23
- traumatisch 23
Schultergelenk 3, 5, 12, 35
- Arthroskopie 20
- Funktion 16
- Pfanne 16
- Prellung 3
- Zerrung 3
Schultergürtel 35, 38
- Muskulatur 16
- - Fehlinnervation 18
Schulter-Handsyndrom 113
Schulterinstabilität 16ff., 23, 27, 35
- atraumatisch 23
- - willkürlich 23
- traumatisch 17,23
- vordere, rezidvierend, posttraumatisch, 17
Schulterluxation 8, 18, 25f.
- posttraumatisch 17

- vordere 17
Schulterstabilisierung 16
Schürzengriff 35
Schwedenstatus 35
Schwellung 139
Schwellungszustand 44
Sehne 115
Seitenband 66, 82, 84
- medial 77
- Ruptur 83
- Verletzung 67
Sekundärarthrose 121, 123, 126f., 129
Sensitivität 71
Sichelzellanämie 58
Sinusoid 57
Skaphoidfraktur 44
Skapula 19, 28, 30
- Fraktur 28ff., 35
- Hals 29, 31
- - Fraktur 20
- - Stabilisierung 30
- Tangentialaufnahme 29
- Y-(Tangential)-Aufnahme 31
Skisport 79, 122
Sklerosierung 90
SLAP-Apprehension-Test 22
SLAP-Läsion 20ff.
- Entstehungsmechanismus 21
- Sub-Typen 22
Sonografie 15
Spätsubstrat 121
Speed-Test 22
Speiche 39
Speichenbruch, intraartikulär 40
Spinafraktur 29
Spiralfraktur 98
Spitzgriff 45
Spontanruptur 12
Sprunggelenk 92
- Fraktur 101, 103
- oberes (OSG) 97, 100
Stabilisator 16, 76
- aktiv 16
- mechanisch 16
- sekundäre 84
Stabilisierung 17
- muskeldynamisch 121
- operativ 105, 108
Stabilität 16, 101
- Kriterien, klinisch 105
- Test 81
Standardröntgendiagnostik 30
Starterfunktion 5

Stauchung 10
Stauchungsdefekt 41
Sternoklavikulargelenk 27, 31
Streckhemmung, schmerzhaft 68
Stressfraktur 116
Strömungsdynamik 135
Stryker-Aufnahme 20
subacromialer Raum 5
Subluxation 21, 80
– gekoppelt 127
– tibiotalar 93
subluxation movement 79
Subskapularissehne 10
Sudeck-Atrophie 113
Sulkus 19
Supinations-Außenrotationsmechanismus 98
Supinations-Eversions Verletzungsmechanismus 106
Supinationstrauma 96
Supraspinatussehne 8, 10
Symptomatik 65
– klinisch 72
Syndesmose 97, 99, 105, 107
– Außenknöchelfraktur 102
– Durchtrennung 101
– hintere 98
– Ruptur 101
– vordere 98
Synergist 5
Synovia 57, 85
Szintigrafie 55

T
Tabatiere 44
Tachykardie 136
Talus 96f.
– Deviation, abnorm 101
– komplett 96
– Rolle, medial 96
– Rotation 100
tangentiale Fraktur 57
Technetium 55
Teilursache, unerhebliche 80
Thenaratrophie 44
Thoraxsschmerz 139
Thoraxwand 30
Thrombektomie 144
Thromboembolie 134, 136
– pulmonal 139
Thrombolyseregime 141
Thrombose 130ff., 141, 144
– venös 134

– Neigung 136
– Risiko 136, 138, 141
– Therapie 145
Thrombozyten 135
Thrombus 134f.
Tibia 97
– Gelenkfläche 91, 93
– Hinterkante 98
– Hinterkantenfragment 98
Tomografie 33
– konventionell 31
Torsion
– Fehler 121f.
– Fraktur 98
– Grenzkraft 106
Traktion 10
Trauma 10, 17f., 64f., 69, 91, 93, 110, 118
– Art 15
– definiert 65
– Ereignis 67, 72
– Folge 92, 96
– Genese 4, 9, 64
– indirekt 65
– Zusammenhang 93
triangulärer fibrokartilaginärer Komplex 40, 45
Trümmerzone, dorsal 40
Tubercula intercondylaria 91
Tuberculum majus 33
Tuberculum minus 33
Tumor 116
Tunnelaufnahme 90
Typ-A-Fraktur 33
Typ-B-Fraktur 33
Typ-C-Fraktur 33

U
Überbeanspruchung 69
Überkopfbelastung 24f.
Über-Kopf-Bereich 18
Überkopf-Sportart 9f., 21
Überwärmung 113
Ulnafraktur 41
Ulna-Impaction-Syndrom 44, 47
ulnokarpaler Komplex 42
Umfassungsgriff 45
Unfall 24
– Ablauf 9
– Anamnese 66
– Ereignis 6, 17, 27, 80
– Geschehen 93
– – wesentliche Teilursächlichkeit 65
– Hergang 6, 9, 80

Sachverzeichnis

- Mechanismus 3, 9f., 12, 15, 17f., 22ff., 27, 53, 64ff., 72
- Ursächlichkeit 65, 124
- Versicherung, gesetzlich 73
- Versicherung, privat 73
- Zusammenhang 9, 17, 93
Unterschenkelvenenthrombose 134

V
V. cava inferior 130
V. cava superior 130
Valpeau-Aufnahme 20
Venendruckmessung 141
Venenklappe 135
Venenthrombose 134
ventraler labrokapsuloligamentärer Komplex 23
Verdichtungsbezirk, subchondral, sklerotisch 90
Verdrehtrauma 79
Verkürzungskomponente 122
Verlängerungskomponente 122
Verletzung 3
- Biomechanik 8
- Mechanismus 9f., 65, 79, 80
- Möglichkeit 14
Verschiebeschicht, thorakoskapulär 27f.

Verwindungstrauma 66
Viren 134
Vollbelastung 107
Vollbeweis 121
Vorschaden 27, 64f., 75

W
Wachstumsfuge 89
Wachtumsalter 122
Wadenbein 103
- Fraktur 98
Weichteilverhältnisse 19
Weichteilverletzung 141
Westpoint-Aufnahme 20
Wilson-Zeichen 90
Wirbelsäulenverletzung 28
Wurfsportart 21, 24

Y
Yergason-Test 22

Z
Zirkumferenz, dorsolateral 17
Zirkulationsstörung 56
Zuggurtung 32, 34
Zyanose 139
zytotoxische Faktoren 57

MIX
Papier aus verantwortungsvollen Quellen
Paper from responsible sources
FSC® C105338

If you have any concerns about our products,
you can contact us on
ProductSafety@springernature.com

In case Publisher is established outside the EU,
the EU authorized representative is:
**Springer Nature Customer Service Center GmbH
Europaplatz 3, 69115 Heidelberg, Germany**

Printed by Libri Plureos GmbH
in Hamburg, Germany